编　委　会

主　任：傅　云　周训国

副主任：龚剑飞　肖国军　刘　津

委　员：陈燕清　罗军生　潘　瑀　王家茂

　　　　　刘太印　徐新玲

编　写　组

组　长：刘　津

副组长：罗军生　潘　瑀　刘太印

成　员：徐新玲　夏龙斌　吴加梅　王诗洁

　　　　　陈紫怡

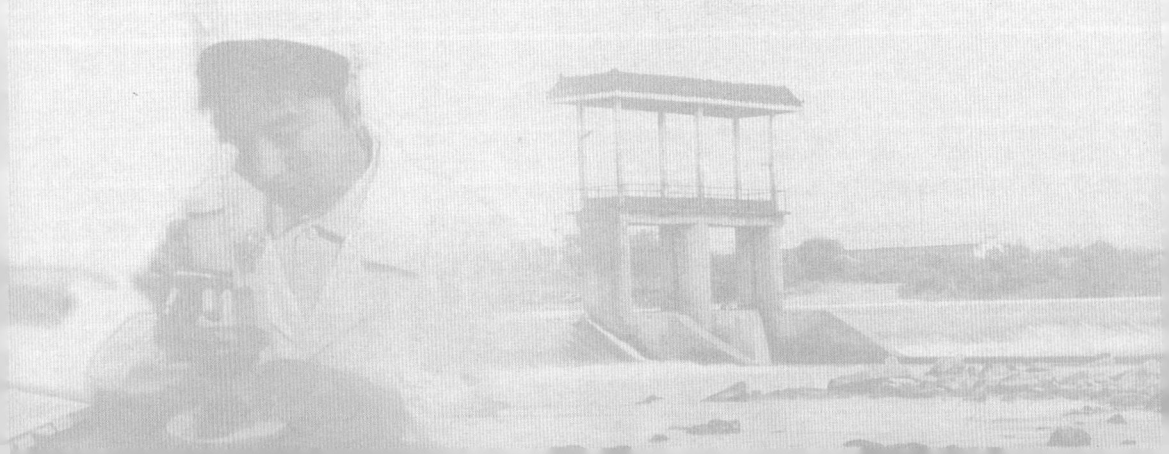

永恒的力量

YONGHENG DE LILIANG XUEFANG HONGQI

血防红旗

中共江西省委宣传部
中共江西省委党史研究室 著

一定要消灭血吸虫病。

江西教育出版社
JIANGXI EDUCATION PUBLISHING HOUSE

· 南昌 ·

图书在版编目（CIP）数据

永恒的力量：血防红旗 / 中共江西省委宣传部, 中共江西省委党史研究室著. -- 南昌：江西教育出版社, 2025.2

ISBN 978-7-5705-4044-0

Ⅰ.①永… Ⅱ.①中… ②中… Ⅲ.①血吸虫病 – 防治 – 医学史 – 中国 Ⅳ.①R532.21-092

中国国家版本馆CIP数据核字（2024）第249486号

永恒的力量：血防红旗
YONGHENG DE LILIANG : XUEFANG HONGQI
中共江西省委宣传部　中共江西省委党史研究室　著

江西教育出版社出版
（南昌市学府大道 299 号　邮编：330038）

各地新华书店经销
江西千叶彩印有限公司印刷
720 毫米 ×1000 毫米　　16 开本　　14.5 印张　　150 千字
2025 年 2 月第 1 版　　2025 年 2 月第 1 次印刷

ISBN 978-7-5705-4044-0
定价：49.00 元

赣教版图书如有印装质量问题，请向我社调换　电话：0791-86710427
总编室电话：0791-86705643　　编辑部电话：0791-86700573
投稿邮箱：JXJYCBS@163.com　　网址：http://www.jxeph.com

前言

红色基因，生生不息，代代相传。

按照中共江西省委宣传部、中共江西省委党史研究室撰著出版重点通俗理论读物《永恒的力量》的计划，继第一辑（由《井冈山精神》《苏区精神》《长征精神》三部作品组成）、第二辑（由《安源》《八一》《方志敏》三部作品组成）之后，第三辑（由《老区精神》《血防红旗》《抗洪精神》三部作品组成）仍将由江西教育出版社出版发行。这套丛书，是我省深入贯彻落实习近平总书记关于党史学习教育、红色基因传承系列重要讲话精神，向广大党员干部持续提供的科学生动的学习读本。

江西有着丰富多彩的红色资源。从安源工运、南昌起义、井冈创业、苏区奋斗、长征壮行到老区精神、血防红旗、抗洪抢险……中国共产党在赣鄱大地上领导人民谱写出一曲曲气壮山河的雄壮凯歌。它们深刻地揭示出革命精神与红色基因，融藏于江西历史与现实的浓浓血脉中，恰如清泉涌流、源源不断，江河勃发、浩然壮阔。它们是江西红土地上一道道散发着神圣之光的历史烙印，是一个个备受推崇、反复传颂、常论常新的经典话题。

本辑是对其中三个经典话题的精深解读。老区人民在革命战争与和平建设年代有着怎样的风采，余江消灭血吸虫病的奇迹是怎样创造的，1998 年的滔天洪水是怎样被驯服的；这些事例具有怎样的特点和地位，彰显了怎样的共性与个性；党的领袖为何和如何重视红色基因的代代相传，革命精神如何实现时空的跨越，怎样体现强烈的现实情怀，如何在人们尤其是干部队伍中赓续传承；等等。本辑三部作品，对这些问题分别作出了如实的、深入的诠释。

红色基因其来有源，环环相接、赓续传承是其基本的特征。回望历史，可知本辑所叙说的老区精神、血防红旗和抗洪精神，其生成并不是孤立的和突兀的，它们是党的革命精神谱系中的重要环节。每一个环节，都彰显出红色基因血脉中的核心品质在历史长河中的连绵流传和时代再现，都蕴含着中国共产党人革命精神的共性，是中国共产党人政治本色和精神特质的接续体现，也是中华民族精神新的累积和升华。

它们与其他各种革命精神，在性质、品格上完全相同，在源起、流向上一脉相承，赓续和传承是其鲜明的共同特征。它们各自以其普遍性的内涵和意义，丰富着中国共产党人的精神谱系，成为这个博大精深谱系的重要组成部分。因此，它们既是江西得天独厚的璀璨瑰宝，也是全党全国的宝贵精神财富。它们与党的革命精神谱系的内在关联性，无疑是我们认识其历史渊源、思想品格和价值地位的根本前提与关键。

革命精神的生成，源自应对时代、挑战危难、创业兴邦的奋斗实践。时代不同，情境有别，担承各异，因而其表现形态各有不同，具体内容多姿多彩，各富特色和个性，也是革命精神的鲜明特征。鲜花朵朵，争奇斗艳，老区精神、血防红旗和抗洪精神，正是这一朵朵极富特色和个性的绚丽花朵。

革命老区，是指新民主主义革命时期在中国共产党领导下创建的革命根据地。老区精神，则是突出体现在革命根据地奋斗者身上的精神状态，它发端于土地革命战争时期，成熟于抗日战争和解放战争时期。在争取民族独立、人民解放的新民主主义革命中，党领导下的革命根据地的奋斗者以坚定信仰对党忠诚的担当、大公无私一心为民的奉献、百折不挠舍生忘死的斗争和自力更生艰苦创业的奋斗熔铸起跨越时空的老区精神，为夺取新民主主义革命的胜利立下不朽的功勋。

血吸虫为害人间千百年，肆虐南方十二省市，威胁到上亿人口。在新中国成立之初组织的声势浩大的人民防疫战争中，余江人民响应毛泽东"一定要消灭血吸虫病"的伟大号召，凝聚全县人民的经验、智慧和力量，通过大规模开展"开新填旧、土埋灭螺"的人民战争，历经三年苦战，送走了肆虐千百年的"瘟神"。余江成为全国第一个以县为单位消灭血吸虫病的地区，树起了全国血防战线的"第一面红旗"，创造了人类同疾病斗争史上的中国奇迹。余江人民在消灭血吸虫病的斗争中，形成了坚强领导、人民至上，因地制宜、科学引领，勇于创造、敢为人先，倾心竭力、团结奋进的血防性格。1958年，毛泽东在读到《人民日报》的特别报道后，心潮澎湃，夜不能寐，遥望南天，挥毫写下《七律二首·送瘟神》的豪迈诗篇，歌颂余江县基本消灭血吸虫、"六亿神州尽舜尧"的宏伟业绩。

1998年初夏，暴雨连连，导致长江、松花江、嫩江发生全流域性的特大洪灾。江西，尤其是九江，是其中的一大重灾区。面对特大灾难，全国人民万众一心，舍生忘死，与洪水展开惊心动魄的殊死搏斗，用血肉之躯构筑起保卫人民生命财产安全的坚固堤防，以钢铁般的意志和大无畏的精神，铸就了万众一心、众志成城，不怕困难、顽强拼搏，坚韧不拔、敢于胜利的抗洪精神，谱写了一部抗击特大洪灾的壮丽史诗。

显然，在红色基因凝铸和传承的历史长河中，各种革命精神在显示其共同的普遍性的同时，也无疑具有各自的独特性。在反映当时的情境、时势、目标和奋斗上，它们各具鲜明的特色和个性，因而是独一无二的。完全可以说，正是由于它们各自独特的历史性创造与贡献，才构筑了以特殊逻辑推进国家、社会和人民向心奋起、革新创造的有效路径，解释了中国共产党能够战胜艰难险阻、抵达胜利彼岸的内在奥秘。

跨越时空，扩展领域，展现出巨大的现实关怀，是革命精神、红色资源的又一个鲜明特征。

革命精神是一个不断呈放射性延伸的历史现象和文化现象，其形式体现一是不断跨越和扩展，二是极具现实情怀。跨越和扩展，是在纵向上跨越时代，从新民主主义革命时期扩展到社会主义革命和建设时期、改革开放和社会主义现代化建设新时期以及中国特色社会主义新时代；在横向上扩展领域，从战争、流血和牺牲为主要形式扩展到以和平、建设为主要表现形式，从政治、革命、战争领域扩展到经济建设、文化、防疫、抗灾等更多领域；在价值上跨越时间和空间，精神之光普照大地人心，代代相传，永放光芒。它们既如井冈山精神、苏区精神、老区精神等，具有综合性、全景式经验，又如长征精神、抗洪精神等，主要反映专题性、突击性创举，其间活跃着独特的生长能力和行为方式，充满对于现当代中国发展的历史贡献与特殊文化意义，跨越时空、蔚然流传、永放光芒。

现实情怀是革命精神延伸扩展的内生动力。提及革命老区，一个关键是党和政府关爱当年为中国革命作出重大贡献和牺牲的老革命根据地的人民，期望以深情关爱和政策支持，扶持促进老区建设和发展，激励老区人民发扬革命传统，争取更大光荣。这种现实关怀深深地感动着老区人民，他们在新时代继承和弘扬老区精神，谱写了革命老区、老区人民屡立新功、脱贫攻坚、与全国同步全面建成小康社会的壮丽诗篇，并继续奋进在推进乡村全面振兴的社会主义现代化国家新征程上。同样，为什么消灭血吸虫病的奇迹会产生在小小的余江县？毛泽东在得悉余江奇迹后为什么如此兴奋、如此肯定以至于诗兴大发？为什么"九八抗洪"如此惊天动地，抗洪精神如此感动每一个中国人？根本的原因也在于其可歌可泣的现实奋斗，及其对于国家民族发展进步、克难振兴的强烈现实意义。可以说，现实情怀是革命精神产生、传承的根本出发点与立足点。包括老区精神、抗洪精神等在内的中国共产党人的精神，在直面现实、解决现实问题、反映新的时代主题上，其现实情怀的厚重浓烈，确实无与伦比。

党的领袖历来重视革命精神、红色基因的价值及其传承。每一种革命精神都展现了我们党的梦想和追求、情怀和担当、牺牲和奉献，汇聚成我们党的红色血脉，代代相传。精神、基因、血脉的赓续传承有其自身规律，正如有学者所说"文明不能遗赠，它必须经由每一代人重新学习"一样，精神、基因、血脉的赓续传承也必须经由每一代人重新学习，从学习中领悟其真谛、珍惜其价值、弘扬其精神、感悟其使命、汲取其力量，如此方有"红色血脉代代相传"。提供学习读本，促进学习传扬，正是编著本丛书的目的。

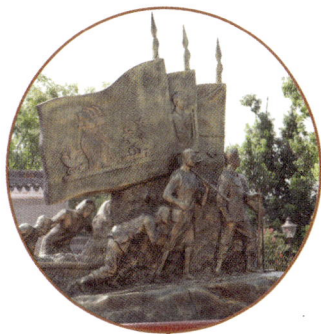

第一章

战天斗地为人民

目录

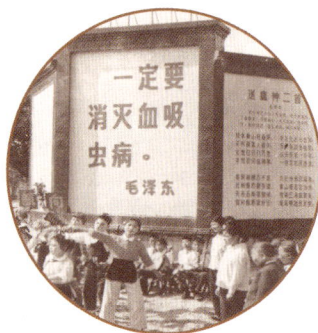

一定要消灭血吸虫病。毛泽东

第二章　坚强领导　人民至上

目录

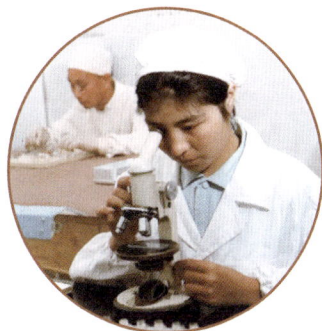

第三章

因地制宜　科学引领

目录

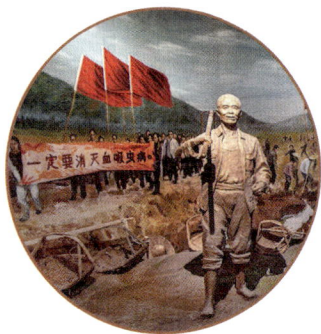

目录

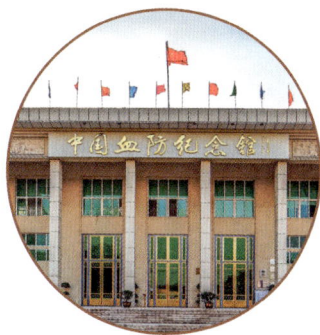

第五章

倾心竭力　团结奋进

目录

第一章

战天斗地为人民

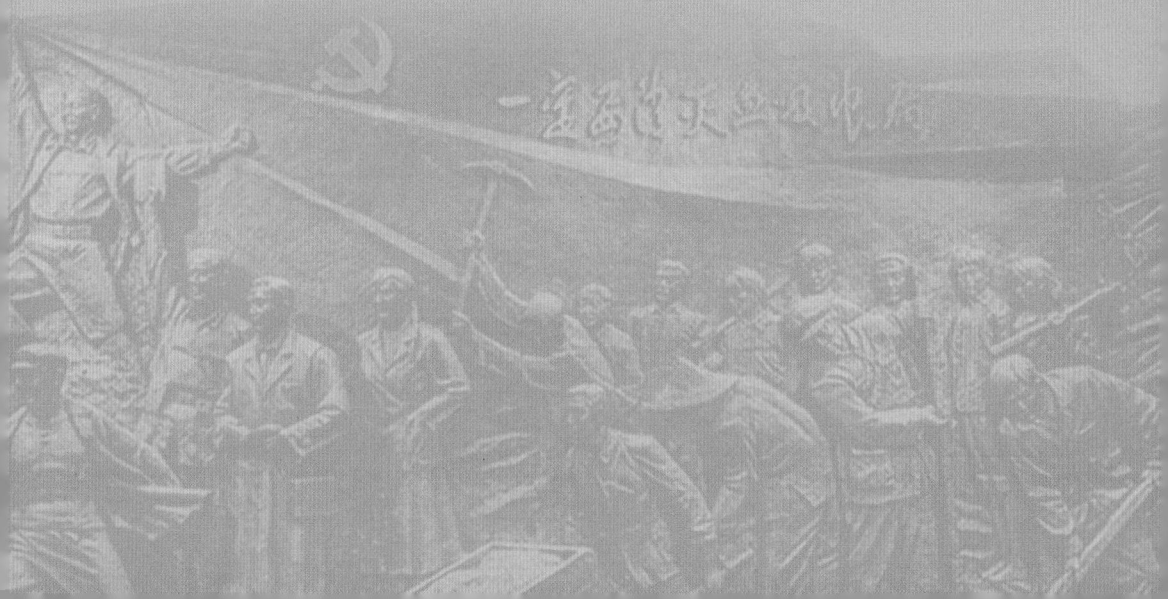

　　劈山开渠全不怕，战天斗地为人民！60 多年前，江西省余江县（今鹰潭市余江区，新中国成立后至 1983 年 6 月隶属上饶专区、地区）干部群众响应党中央和毛泽东的号召，挥舞银锄，同摇铁臂，凭着一股革命加拼命的强大精神，通过大规模开展"开新填旧、土埋灭螺"的人民战斗，送走了肆虐千百年的"瘟神"，成为全国第一个以县为单位消灭血吸虫病的地区，树起了全国血防战线的"第一面红旗"，创造了史无前例的人间奇迹。毛泽东读罢《人民日报》关于余江消灭血吸虫病的报道后，心潮澎湃，夜不能寐，欣然赋诗《七律二首·送瘟神》。自此，余江消灭血吸虫病和毛泽东《七律二首·送瘟神》，这两大紧密关联的历史事件，永远载入了共和国的史册。这段革命史诗，生动诠释了在中国共产党的坚强领导下，只要我们始终把人民放在心中最高位置，一切为了人民，一切依靠人民，坚定信心、众志成城，就一定能够战胜任何艰难险阻，迎来光辉灿烂的明天！

第一节

华佗无奈小虫何

"绿水青山枉自多，华佗无奈小虫何！千村薜荔人遗矢，万户萧疏鬼唱歌。"毛泽东用寥寥数语深刻描绘了千百年来猖狂肆虐的血吸虫病造成的人间悲惨景象，以及长期以来传统医学面对该病的深深挫败感。千百年来，严重影响人类繁衍生存和经济社会发展的血吸虫病，到底是一种什么病？它为什么会危及人民生命，成为人们谈之色变的"瘟神"？它又为何成了医学上的一大难题？

一、"瘟神"的真容

1905 年，湖南常德的广济医院收治了一名 18 岁的渔民。美籍医生罗根（O. T. Logan）通过显微镜在患者粪便中发现了血吸虫卵，确诊其感染了血吸虫病，随即将诊疗结果发表在《博医会报》（*The China Medical Missionary Journal*）上。该文写道：患者"12 岁开始打鱼，粪便中带血，情况日差；15 岁时病情进一步发展而不能参加重体力劳动。患者仅 4 英尺 6 吋（约 137 厘米）……两次粪检均见粪便中有不少的血及黏液。显微镜下见到鞭虫卵、十二指肠钩虫卵及蛔虫卵。此外，还发现一种卵……内含一个胚"。这种内含一个胚的卵即血吸虫卵，而这名 18 岁的青年渔民也成为中国国内确诊的首例血吸虫病患者。几乎在同一时期，安徽、浙江、湖北、江苏、广东等省也确诊了其首例或首批血吸虫病患者。有文字记载，江西血吸虫病首例病例确诊于 1910 年，患者为一名生活在九江的中国海关外籍职员。此后，血吸虫病——这个后来被人们称为"瘟神"的寄生虫病——逐渐走入人们的视野，被世人所知。

然而，在血吸虫病被证实之前，人们并不知道它到底是一种什么病，也不清楚引起此病的根本原因，更不明白它为什么会大范围传播。随着现代医学的发展，血吸虫病的"真容"才慢慢浮现出来。

血吸虫病是由血吸虫寄生于人或其他哺乳动物体内引起的具有传染性、地方性和自然疫源性的寄生虫病，在我国属于法定乙类传染病。血吸虫病的感染传播是一个循环往复的过程。血吸虫寄生在人或其他哺乳动物体内，产下的虫卵会随粪便排出，然后遇水孵化出毛蚴；毛蚴又钻入钉螺，在钉螺体内发育成熟后大量逸放出尾蚴；尾蚴再入水，钻入人、畜体内通过血液到达寄生部位，又发育为成虫，引起病害，开始新的循环。血吸虫及其中间宿主钉螺的繁殖能力非常强。一条雌血吸虫每天产卵近千枚，一对钉螺一年繁衍量可达 25 万余只。因此，血吸虫病流行的特点是容易感染、蔓延很快、难以根除。

人感染血吸虫病后，如果没有得到及时治疗，血吸虫就会在人体内不断产卵，然后虫卵大量积聚，释放毒素，使肝脏、脾脏受到损害，从而使人出现肝脾肿大的症状。发展到晚期，患者会出现肝硬化、腹水，四肢消瘦，肚大如鼓，民间俗称为"大肚子病"或"水鼓

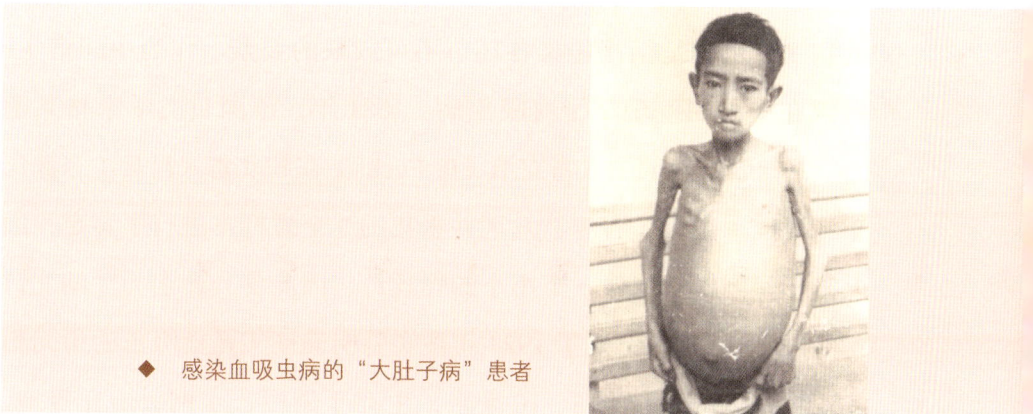

◆ 感染血吸虫病的"大肚子病"患者

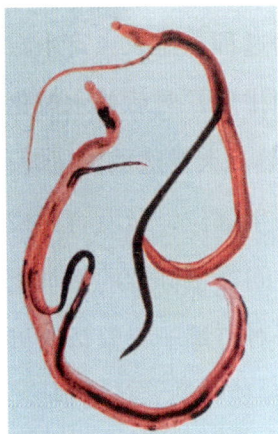

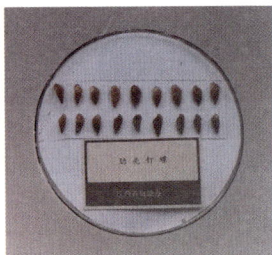

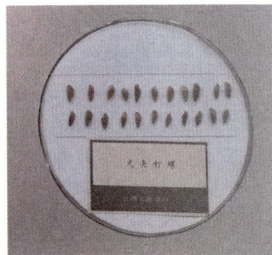

◆ 两对经放大显示的雌雄合抱血吸虫（左一）和两种钉螺（右二、右三）

病"。"身无三尺长，脸上干又黄。人在门槛里，肚子出了房。"这首民谣形象描绘了晚期血吸虫病患者的惨状。在缺医少药、迷信盛行的时期，一些晚期血吸虫病患者往往历经病痛折磨而死，或因疼痛难忍而自杀。

从血吸虫病的传播过程可以得知，钉螺和人畜是血吸虫的两大宿主，水则是衔接传染各环节不可或缺的要素。作为中间宿主，钉螺在中国的发现早于血吸虫病。1881 年，德国贝类学家格莱德（V. Gredler）对德国人富克斯（P. Fuchs）在湖北省武昌县（今武汉市江夏区）金口镇青埠湾发现并采集的 3 个螺标本进行了鉴定，因其外形呈圆锥，就像一个小小的螺丝钉，因此将其命名为"湖北钉螺"。而这种湖北钉螺于 1924 年被实验明确证实是血吸虫的中间宿主。钉螺，一般仅长 5—10 毫米，生存于湖沼、水网、山丘等地，其分布广、生存环境复杂。一般来说，钉螺分布面积越大，密度越高，越便于血吸虫病的发展传播。此外，血吸虫病还与生物、环境和经济社会等因素密切相关，其传播环节多、流行因素复杂，具有易感季节明显、易感环境不确定、高危人群集中、感染方式与居民的生产生活方式密切相关等流行病特征。

血吸虫病主要流行于亚洲、非洲和拉丁美洲中的 78 个国家和地区，是世界上对人类危害最严重的寄生虫病之一。血吸虫是一种非常古老的生物，种类繁多，能够感染人的最为常见的主要有埃及血吸虫、曼氏血吸虫、日本血吸虫 3 种。日本血吸虫病病原的证实，距今仅有 100 多年的历史。1904 年，日本人桂田富士郎在当地患者的粪便中找到了血吸虫卵，在猫体的门静脉及其分支血管内找到了血吸虫的成虫。由于是在日本首先发现的，后来人们便把这种血吸虫称为日本血吸虫。分布在我国的血吸虫虫种就是日本血吸虫。

由于日本血吸虫传播环节和流行因素非常复杂，中国曾一度是亚洲 4 个流行国家（中国、菲律宾、印度尼西亚和日本）中疫区分布范围最广的国家；就受危害人数而言，我国也曾是全球血吸虫病流行最严重的国家。1941 年，上海雷氏德医学研究院的许邦宪、吴光对我国血吸虫病流行分布情况进行了分析，初步确定血吸虫病的流行区域为长江流域及其以南的 12 个省中的 139 个县。1949 年，世界卫生组织估计，中国血吸虫病患者数约为 3270 万人。

二、"顽疾"上千年

在中国，血吸虫病从何时开始流行？流行的历史有多久？由于没有确切的记载，已经无从考证。目前，我国发现的最早的血吸虫病患者来自西汉时期：1972年在湖南长沙马王堆汉墓出土的西汉女尸和1975年在湖北江陵凤凰山168号墓出土的西汉男尸，都先后被检测出体内有血吸虫卵，证实我国在两千多年前就有血吸虫病流行。特别是作为贵族夫人和江陵"五大夫"（相当于县令）这样的官员都患有血吸虫病，可以推测出当时血吸虫病的流行情况是比较普遍和严重的。

尽管考古证实西汉时期我国就已有血吸虫病流行，但传统医学文献中一直没有血吸虫病病名的记载。中医学者认为，我国历代医书中的"蛊毒""蛊胀""血蛊""水肿""水毒""溪毒"等"蛊症"，可能包含了因患血吸虫病导致的腹部肿胀且易流行的一些疾病。

晋朝葛洪在《肘后备急方》中记载，"水毒中人……似射工而无物"，"今东间诸山县，无不病溪毒，春月皆得"。葛洪是江苏丹阳人，这就是说，丹阳以东诸山县到处都有"溪毒"病，"春月皆得"同血吸虫病感染的高峰期基本吻合，而丹阳县（今丹阳市）及周边各县也确实是血吸虫病的流行区。故其所记载，非无凭无据之说。

隋朝巢元方所著《诸病源候论》在描述"蛊毒"病时写道，"水间有沙虱，其蛊甚细，不可见。人入水浴及汲水澡浴，此虫着身，及阴雨日行草间亦着人，便钻入皮里"；"二百日不治，啮人心肝尽乱，下脓血，羸瘦，颜色枯黑而死……其脉沉濡……腹内鸣唤……皮内如虫行……腹内胀满，状如虾蟆"；"水毒气结聚于内，令腹渐大，动摇有声，常欲饮水，皮肤粗黑，如似肿状，名水蛊也"。该书中对"蛊毒"症状的记载与血吸虫病的临床症状、流行季节、感染途径相似，说明早在隋朝就有人对"蛊毒"进行了比较细致的观察与记载。

唐朝孙思邈所著《备急千金要方》中写道，"有人患水肿腹大，四肢细，小劳苦足胫肿，小饮食便气急，此终身疾"；"凡卒患血痢，或赤或黑，无有多少，此皆是蛊毒。粗医以断痢药处之，此大非也"。这些症状同血吸虫病患者逐渐丧失劳动力、晚期难治的症状十分相似。

明朝医学家李中梓撰写的综合性医书《医宗必读》"水肿胀满"中记载："蛊胀者，中实有物，腹形充大，非虫即血也。"清朝新建县（今南昌市新建区）籍医学家喻嘉言在《寓意草》中记述了一则"议郭台尹将成血蛊之病"的病例："郭台尹，年来似有劳怯意，胸腹不舒……但面色萎黄……将来血蛊之候也……半载而逝。""男子病此者甚多，而东方沿海一带比他处更多……至弥月时，腹如抱瓮矣。"这段"腹大如瓮"的症状描述同晚期血吸虫病患者的临床表现十分相似。

综观以上古代医学典籍中的相关记载和论述，这种"蛊症"虽

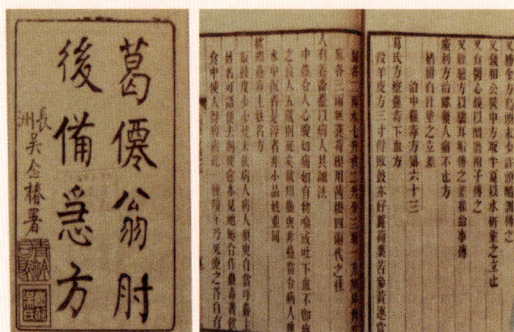

◆ 葛洪《肘后备急方》书影

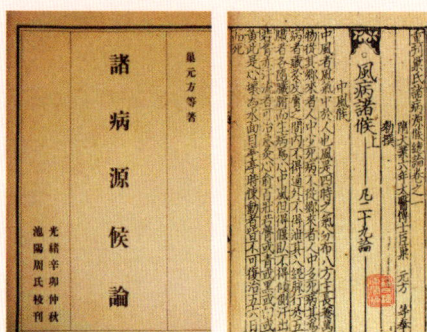

◆ 巢元方《诸病源候论》书影

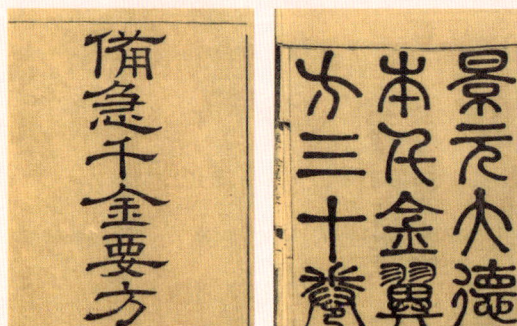

◆ 孙思邈《备急千金要方》书影

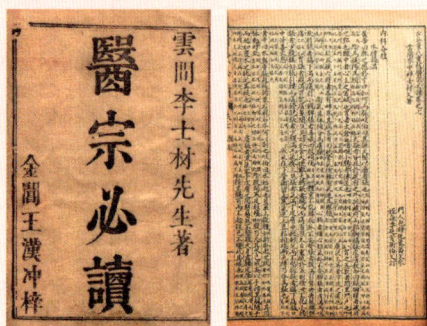

◆ 李中梓《医宗必读》书影

然不足以印证就是血吸虫病，但无论是流行区域、流行季节还是感染途径，以及感染后的主要症状都同血吸虫病极其相似。这说明我国古代的劳动人民在很早以前就对这类疾病有了某些认识。

除了病例的记载，血吸虫病的中间宿主钉螺也在考古中被发现广泛存在。1964 年，湖北沙市胜利公社一座明朝永乐年间密封的女尸墓中发现了 6 只钙化钉螺；1976 年，湖北公安县治理谢家湖翻挖 1628 年修筑的"皇堤"时，发现堤的基层埋有密集的钙化钉螺。

三、"小虫"有大害

血吸虫虽小，病害却很大，是人们谈之色变、避之不及的"瘟

神"的元凶。血防先驱苏德隆教授曾形象地将血吸虫病危害总结为
"害六生"：害生命、害生长、害生育、害生产、害生活、害生趣。

在旧中国，由于长期战乱、洪灾频发、医疗水平低下，加上政
府忽视、救助乏力等，血吸虫病流行区疫情日趋严重，一些地区甚
至是整乡整村居民染病。在得不到救治的情况下，染病者大量死亡。
据不完全统计，浙江省在新中国成立之前的 10 年间，嘉兴、嘉善、
衢州、开化、常山等 5 个县（市），死于血吸虫病的有 9 万余人，被
毁村庄 431 个。江苏省青浦县（今上海市青浦区）任屯村，在新中
国成立之前的 20 年间，有 499 人被血吸虫病夺去了生命，占全村人
口的一半多；活下来的 461 人中，97% 感染血吸虫病；整个村庄连
续七八年听不到婴儿的哭声。江西省在新中国成立之前的 40 年间，
34 个血吸虫病流行县（市）的居民中死于血吸虫病的有 31 万余人，
2.6 万余户全家皆亡，被毁村庄 12362 个。据史料记载，丰城县（今
丰城市）白富乡梗头村，在 1870 年有 1400 余户 4000 余人，因受血
吸虫病的危害，到 1949 年仅剩下 2 人，几乎村灭人绝。当时有民谣
这样形容血吸虫病的可怕："妇女遭病害，只见'怀胎'不生崽，多
年难闻婴儿哭，十家九户绝后代。"类似的情况在血吸虫病流行区比
比皆是，让人触目惊心。

血吸虫病流行严重的地区，劳动力大量损失，劳动能力明显下
降，很多地区的农业基本处于瘫痪状态，渔业、畜牧业也受到巨大冲

击。1933 年，《浙江省立医院季刊》上刊载的《浙江开化县池淮畈调查住血吸虫病报告书》中提到，开化县当地人称：在传染区内耕耘，即使时间很短，也一定会得血吸虫病，不久即会死亡。该传染区的情形在邻近一带可谓无人不知，所以本地人均不愿在池淮畈耕耘或从事其他任何工作，导致大量耕地被抛荒。1929 年至 1949 年，湖北省阳新县荒芜耕地面积达 23 万亩，在血吸虫病流行最严重的牧羊湖一带，荒芜耕地面积占全部耕地的 77% 以上。广东省血吸虫病流行区有 200 余个村庄被毁灭，10 万余亩耕地荒芜。江西省余江县的血吸虫病重点流行区蓝田村，1909 年至 1949 年间先后有 3000 余人因患血吸虫病死亡，大量田地变成了"草长比人高，野兽到处窜"的荒野。

血吸虫病也严重危害着家畜。除人以外，在血吸虫病流行区中发现感染血吸虫病的还有牛、羊、猪、狗、猫、驴、马等 40 余种哺乳动物，其中耕牛感染率最高。在传统的农业耕作中，耕牛是重要的生产工具之一，也是血吸虫病的重要传染源，在不少地区甚至成为主要传染源。1950 年至 1960 年，四川绵竹的村、社，耕牛感染率达 60% 以上，屠宰场解剖牛感染率高达 90%。1957 年，江苏省查出病牛 5.4 万头，耕牛的平均感染率达 24.34%。同年，江西省永修县恒丰农场的耕牛因感染血吸虫病，一个冬春就死亡 80 余头。家畜感染血吸虫病，不仅给畜牧业生产造成重大损失，而且很难控制其传播。

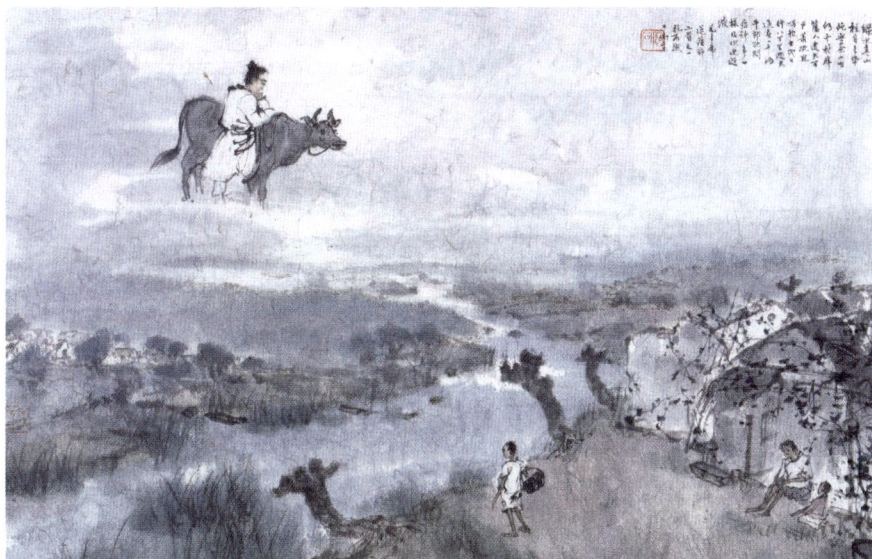

◆　傅抱石于1958年11月创作的《送瘟神》诗意画

　　血吸虫病之所以能够猖獗流行，社会因素起着决定性作用。正如 1924 年北京协和医学院寄生虫病学家福斯特（E. C. Faust）和梅莱尼（H. E.Meleney）所指出的："政府主导的防治（包括血吸虫病防治）是公共卫生工作取得成功的必要条件。中国的县政府是办不到的。因为他们的最主要工作是收税和千方百计地'维持秩序'，每个省政府和地方政府，都对居民的福祉丝毫不感到兴趣。"这深刻反映了旧社会各地政府对人民健康的忽视，加上国力衰弱又难以保障必要的科学研究和防治工作，致使血吸虫病不断蔓延肆虐，灾害越来越重。

第二节

春风杨柳万千条

　　1955 年 11 月 17 日，毛泽东在杭州开会期间特地找来时任卫生部党组书记、副部长的徐运北，向他了解一种疾病的流行情况。就在此前几个月，毛泽东也曾特意安排身边工作人员，到杭州的郊区农村对这种疾病的情况做详细调查。到底是什么疾病，让毛泽东如此关注？让人民领袖忧心的，就是血吸虫病。新中国成立之初，党中央和毛泽东就非常重视与人民生命健康息息相关的卫生防疫工作。从 1950 年开始，全国各血吸虫病流行省份就根据中央要求组织力量开展了大规模摸底调研，掌握到血吸虫病已肆虐南方 12 个省市，病患达到 1160 多万人，受威胁人口约有 1 亿人。作为人民的党、人民的政府，怎么能继续容忍血吸虫病危害人民的生产、生活和健康？！毛泽东痛下决心，向全党全国发出号召："一定要消灭血吸虫病！"1956 年 2 月，毛泽东又在最高国务会议上提出："全党动员，全民动员，消灭血吸虫病。"在毛泽东的号召和亲自指挥下，一场声势浩大的防治血吸虫病的人民战争正式拉开序幕。

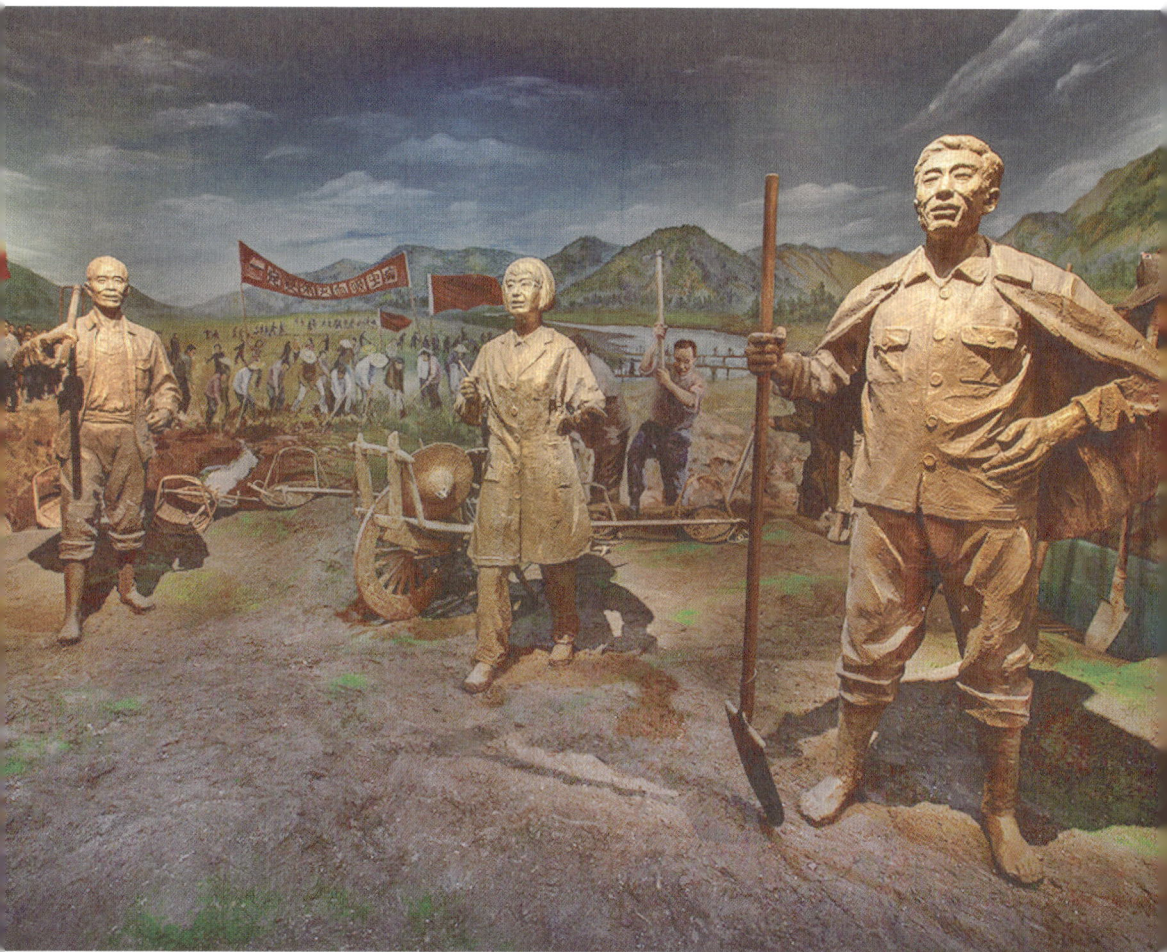

◆ 余江"开新填旧、土埋灭螺"场景展示

一、一封信引起高度关注

血吸虫病为害千年，历朝历代束手无策，在新中国成立之前更是演进到了高峰。然而，新中国刚刚成立，百废待举、百业待兴，工作千头万绪，是什么让党中央和毛泽东意识到，血吸虫病是一个具有普遍性的重大问题，急需展开一场全国性的抗疫战争？引发打响这场没有硝烟的公共卫生大战的一个关键因素是沈钧儒给毛泽东的一封信。

沈钧儒是中国共产党的亲密战友、卓越的民主人士、伟大的爱国主义者，民国时期著名的救国会"七君子"之首，被誉为"一切爱国知识分子的光辉榜样"。他心系群众，时刻关心群众疾苦，在群众中有着很高的威望。新中国成立之初，他担任中央人民政府委员、最高人民法院院长。1953 年春夏，78 岁高龄的沈钧儒到江苏太湖养病。养病期间，在无锡血吸虫病防治所工作的孙女沈瑜向他讲述了太湖地区血吸虫病重疫区人口锐减、田园荒芜的惨状。震惊之余，沈老嘱咐孙女将血吸虫病的危害及防治情况写成汇报材料。

返京次日，即 1953 年 9 月 16 日，沈钧儒便致信毛泽东，并将沈瑜的汇报材料附函寄呈毛泽东。他在信中说："农村中血吸虫病传染甚广，危害人民生长、发育、生产、生活以至生命。此病传染主要由于粪便及水中钉螺……苏南一带患此病者近二百万人，有全家因此死亡者……全国十二省，二百十三县市均有此病……个人意见应请卫生机关加以重视，加强并改进血吸虫病防治工作。是否有当，请予核示。"

人民健康重如山。沈钧儒相信，毛泽东亲民爱民，自己的信一定会引起毛泽东及中央高层的高度重视。但他可能没有想到，这封信会引起全社会对血吸虫病危害的极大关注，继而在大半个中国打响"送瘟神"的人民战争。

果不其然，沈钧儒的信直刺毛泽东的心底，让其陷入了久久的沉思。早在 1949 年，人民解放军渡江作战时，毛泽东就接到华东军区的情况汇报，得知许多来自北方的战士感染了血吸虫病，并一度造成大规模非战斗性减员。为此，新中国成立后不久，毛泽东就着手部署部分地区的血吸虫病防治工作。1950 年 4 月，中央人民政府卫生部向华东、中南军政委员会卫生部下发《关于对住血吸虫病防治工作的指示》，要求各地组织人员研讨防治血吸虫病的办法，并深入农村开展调查、宣传工作。1951 年 9 月，毛泽东以党中央名义亲自起草《中央关于加强卫生防疫和医疗工作的指示》，提出"把卫生、防疫和一般医疗工作看作一项重大的政治任务"。1952 年 3 月，政务院成立中央防疫委员会。1953 年 2 月，中央防疫委员会改称中央爱国卫生运动委员会。但是，由于新中国刚成立不久，内忧外患交织在一起，许多问题亟待解决，因而血吸虫病的防治一直没有取得实质性的进展。

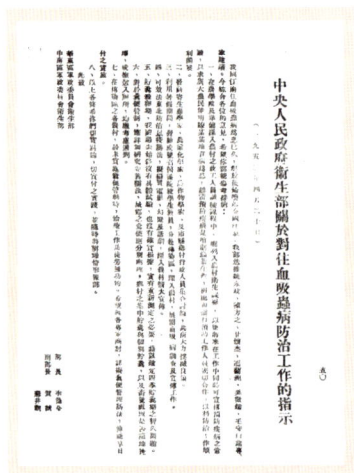

◆ 《中央人民政府卫生部关于对住血吸虫病防治工作的指示》

1953 年 9 月 27 日，毛泽东心情沉重地给沈钧儒复信："九月十六日给我的信及附件，已收到阅悉。血吸虫病危害甚大，必须着重防治。大函及附件已交习仲勋同志负责处理。此复。顺致敬意！"

复信寥寥数语，用语极有分量，无论是"危害甚大"，还是"必须着重防治"，都鲜明地表达了毛泽东对血吸虫病的高度重视。毛泽东在信中点将习仲勋，要他负责处理中央层面血吸虫病防治工作相关事宜。此时的习仲勋，自 1952 年 9 月由西北局书记进京担任中央宣传部部长兼政务院文教委副主任刚满一年、履新政务院秘书长仅10 天。此信体现了毛泽东对他的信任和倚重。

接到毛泽东批转的沈钧儒的信和附件后，习仲勋的心情同样十分沉重。他被毛泽东落笔之重、对人民群众情感之深强烈感染，对血吸虫病传播之广、对人民群众生活危害之烈深感不安，深知责任重大，并尽心竭力组织协调中央有关部门及政务院相关职能部门拿出切实举措，做好血吸虫病的调查、研究与防治工作。

就这样，沈钧儒的信再次将血吸虫病的防治工作提上了重要的议事日程。毛泽东也经常通过外出视察血吸虫病疫区省市，或安排身边工作人员开展地方血吸虫病相关调查等方式，掌握血吸虫病第一手资料。血吸虫病的防治工作成为摆在党和人民政府面前的又一项严峻的执政考验。

二、摸底调查寻找突破口

调查研究是我们党的传家宝，是做好各项工作的基本功。调查研究，也是寻找防治血吸虫病的突破口，打好消灭血吸虫病这场硬仗的重要法宝。

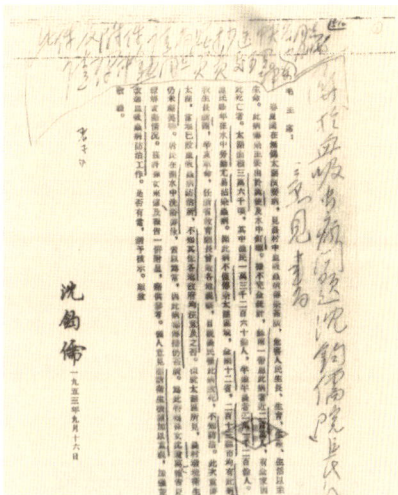

◆ 毛泽东在沈钧儒来信上的批示

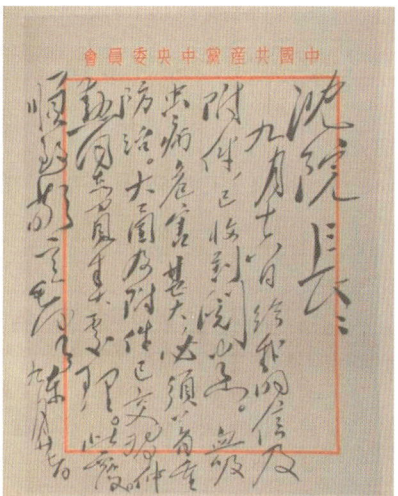

◆ 毛泽东给沈钧儒的复信

根据 1950 年中央人民政府卫生部《关于对住血吸虫病防治工作的指示》要求深入农村调查血吸虫病的精神，全国各流行省份组织力量开展流行地区大规模摸底调查，掌握钉螺和血吸虫病患者的分布情况，初步了解了血吸虫病流行范围和疫情状况。

江西省从 1950 年 11 月开始组织力量分赴有关县市调查血吸虫病流行情况。经过几年大规模的调查摸底工作，江西省基本上查清了全省血吸虫病流行范围：包括 35 个县（市、区），372 个乡镇，血吸虫病患者 57 万余人，受威胁人口 600 余万。至 1961 年，江西省查明血吸虫病疫区有两种类型：一是湖滩型，有 16 个县（市、区）；二是山丘型，有 19 个县（市、区）。此后，随着行政区划的调整和新流行区的发现，江西血吸虫病流行范围界定为 39 个县（市、区）[①]的 295 个乡镇，覆盖南昌、九江、上饶、宜春、景德镇、鹰潭、吉安和赣州共 8 个设区市。在查明流行区域范围、疫区类型的同时，江西省还查清了传播血吸虫病的钉螺分布、繁殖与生长规律

---

① 该处所讲的县（市、区）不是完整意义上的行政区划，包括了县级行政区 36 个，具体为：南昌市安义县、新建区、南昌县、进贤县，九江市武宁县、浔阳区、德安县、柴桑区、濂溪区、永修县、庐山市、都昌县、湖口县、彭泽县、瑞昌市、共青城市，上饶市婺源县、信州区、广丰区、广信区、万年县、德兴市、玉山县、余干县、鄱阳县，宜春市上高县、奉新县、丰城市、高安市，景德镇市昌江区、浮梁县，鹰潭市余江区、贵溪市，吉安市泰和县、万安县，赣州市上犹县。另外有开发区 3 个，分别是：南昌市高新区、南昌市经开区、九江市经开区。

等情况。据统计，全省钉螺分布面积约 363 万余亩，其中湖滩型疫区占 77.96%，山丘型疫区占 22.04%；全省钉螺分布面积占全国钉螺分布总面积的 16.72%，居全国第三位。调查研究表明，钉螺繁殖、生长力强，高处、低洼地区均可孳生。如，玉山县紫湖乡八仙洞村小洋塘，海拔 781 米，星子县（今庐山市）蚌湖草洲，海拔 11.6 米，上述两地均有钉螺分布。

湖北省通过 1951 年至 1955 年的摸底调查发现，血吸虫病流行于全省 34 个县（市）、178 个区（镇）、1248 个乡，流行区人口 495 万，患者达 110 多万人，占流行区总人口的 22.22%，受威胁人口约为 1000 万，占全省总人口的四分之一。湖南省于 1953 年至 1955 年开展了 3 次大范围血吸虫病摸底调查，发现血吸虫病流行于全省 17 个县（市、区），患者约达 23 万人。安徽省于 1953 年至 1954 年在全省 13 个县（市、区）的 294 个乡开展普查，粪检阳性率为 18.3%，全省约有患者 40 万人，其中晚期患者约占 5%，有些重度流行村的居民感染率高达 80% 以上。

尽管各地采用的调查方法、标准、记录方式不一，全国血吸虫病流行区域的分布范围仍初步得到确定，其主要流行于长江流域及其以南地区。1955 年 11 月，在中央防治血吸虫病九人领导小组（简称"中央血防九人小组"）召开的第一次全国防治血吸虫病工作会议上，确定全国有上海、江苏、浙江、江西、安徽、湖南、湖北、广东、广西、福建、四川、云南等 12 个省（自治区、直辖市）的 243 个县市[①]流行血吸虫病，患者约 1000 万人，约有 1 亿人受到威胁。

在摸清血吸虫病流行范围的同时，各地还组织人员对疫情严重的地区进行典型调查和案例分析，掌握血吸虫病危害的具体程度，为后续防治工作提供依据。

1951 年 10 月，苏南行署区昆山县血吸虫病防治站对淀西区尚明甸乡陶雪联村开展血吸虫病调查，发现 234 名居民中有 175 人感染血吸虫病，感染率高达 74.79%。1955 年，昆山县（今昆山市）对 3427 名 18—22 岁的男性征兵青年进行体检，发现血吸虫病感染者 2929 人，感染率高达 85.47%。此后，昆山县农村连续 7 年免征兵役。

1953 年，浙江省衢县（今衢州市衢江区）姜村乡共检查 3042 人，发现血吸虫病患者 1352 人，患病率为 44.44%。同时，对部分动物进行粪检，发现水牛患病率为 11.17%，黄牛患病率为 13.33%，猪患病率为 9.65%，狗患病率为 23.52%，猫患病率为 14.28%。

---

① 受行政区划调整影响，不同年份统计的全国血吸虫病流行县（市、区）总数会存在差异。2023 年 6 月，根据中国疾病预防控制中心寄生虫病预防控制所发布的《2022 年全国血吸虫病防治进展》显示，截至 2022 年年底，全国 12 个血吸虫病流行省（自治区、直辖市）中，共有血吸虫病流行县（市、区）452 个。

1960 年 11 月，中央血防九人小组办公室和江西省委除害灭病总指挥部组成联合调查组，在玉山等 5 个县开展重点调研，了解血吸虫病查病治病、查螺灭螺、粪便管理和水源管理等工作情况，并于 1961 年 2 月向中央血防九人小组呈报了《关于玉山等五个县血防工作的调研报告》。

以调研开局，以调研开路，血防工作在调研中不断寻找突破口。调查组经过早期的摸底调查和典型案例分析，不但初步掌握了全国血吸虫病的流行范围，还明确了血吸虫病传播的 3 个重要环节：粪便下水、水中有钉螺、人和疫水接触。大家在调研中逐渐意识到，血吸虫病虽然严重、可怕、危害大，但事实证明，它是可以防、可以治、可以消灭的。于是，在全面总结血防调研结果的基础上，各地结合一线实际情况，规划调整了血防策略，提升了血防工作的有效性。

三、向血吸虫病开战

经过大规模的摸底调查发现，血吸虫病的危害在当时比其他慢性传染病要严重得多，不仅危害着广大人民的生命健康，而且影响着人民政权的巩固和国民经济的发展。

不能再让血吸虫病危害人民的生产、生活和健康了。1955 年 11 月 17 日至 18 日，毛泽东在杭州召集山东、江苏、浙江、安徽、江西、河南、湖北、湖南、广东的省委书记及上海局书记开会，研究农业合作化和资本主义工商业改造问题。其间，毛泽东特意要求卫生部党组书记、副部长徐运北从北京赶来详细汇报血吸虫病防治工作。毛泽东指出：血吸虫病，威胁很大，比其他病都严重，必须消灭。可以消灭，七年完成。会议期间，毛泽东痛下决心，向全党全国发出号召："一定要消灭血吸虫病！"

长期以来，血吸虫病难防难治，一个重要原因是缺乏坚强有力的领导。国民党统治时期，虽然注意到了血吸虫病的疫情，但由于领导无方、举措不实，因此无法遏制病害的发展。而且，血吸虫病的防治工作十分复杂，涉及领域甚广，除卫生部门外，还关系到农业、水利、宣传、教育等部门。为尽早消灭血吸虫病，毛泽东认为应由党委统一领导、全面规划血吸虫病的防治工作。他提议，成立中央防治血吸虫病领导小组，统一领导全国的血防工作，以此迅速整合资源，形成工作合力。

遵照毛泽东的指示，1955 年 11 月 22 日至 25 日，第一次全国防治血吸虫病工作会议在上海召开，参加会议的有来自江苏、浙江、湖北、湖南、安徽、江西 6 省及上海市的各级党政领导和专家共 100 余人。

会议宣布成立以中共中央上海局书记柯庆施为组长，上海市委副书记魏文伯、卫生部党组书记徐运北为副组长，长江中下游 6 个重点流行省的省委书记为成员的中央血防九人小组（时任江西省委第一副书记、副省长的方志纯是中央血防九人小组成员之一），统一领导全国血防工作。中央血防九人小组除了在地域上整合了流行区的组织资源外，还充分整合了卫生、农业、水利、化工、商业、教育、民政等部门，以及军队和共青团、妇联等方面的组织资源。

会议要求，凡涉及血吸虫病的省委、地委、县委成立五人或七人小组，区委、乡支部成立三人小组；省委、地委、县委的五人或七人小组可以吸收农村工作部门和卫生、文教、宣传部门的人员参加；在党外，从省到专署、县、区、乡成立血吸虫病防治委员会，吸收各有关单位人员和群众团体参加；在农业生产合作社和工厂，建立防治小组，以便调查病情、开展宣传教育、具体领导合作社和工厂范围内的防治工作；在重病区的县设立防治站，区设立工作组，乡设立小组，直接开展防治工作。

会议提出了"必须把消灭血吸虫病当作一项政治任务，实行充分发动群众和科学技术相结合"的原则，确定了"加强领导，全面规划，依靠互助合作，组织中西医力量，积极进行防治，七年消灭血吸虫病"的工作方针，提出了"一年准备、四年战斗、两年扫尾"的总体部署。

会议召开后，血吸虫病流行地区县以上党的组织以及大部分乡以上党的组织，迅速建立了防治血吸虫病领导小组，大部分地区乡以上的各级人民委员会建立了防治委员会，一举扭转了防治血吸虫病缺乏统一领导的局面。

毛泽东提出的自上而下建立专门领导小组和防治机构的举措，开创了中国防治传染性疾病的独特领导模式，形成了防治血吸虫病的领导机构体系，为统筹领导防治工作提供了强有力的组织保障。

此后，毛泽东一直关注着这项工作的进展情况，紧抓不放。他先后视察江西、广东、上海、安徽等地，一路走 一路看一路问，与干部交谈，向专家请教，督促规划落实，高位推动血防工作。

1956年1月23日，中央政治局讨论《一九五六年到一九六七年全国农业发展纲要（草案）》，把消灭"血吸虫病"摆在了"消灭危害人民最严重的疾病"的首位。1月27日，《人民日报》发表的社论《一定要消灭血吸虫病》指出："党中央和血吸虫病流行地区的党委决定直接领导这个工作，并且把消灭血吸虫病的任务和农村合作化运动结合起来，列为地方党委的重要工作之一。"2月17日，毛泽东在最高国务会议上发出"全党动员，全民动员，消灭血吸虫病"的战斗号召。

《一九五六年到一九六七年全国农业发展纲要（草案）》的发布和毛泽东的号召，成为全党全民向血吸虫病开战的总动员令。一场由毛泽东亲自指挥的消灭血吸虫病的人民战争由此打响。

第三节

六亿神州尽舜尧

"春风杨柳万千条，六亿神州尽舜尧。"1958 年 6 月 30 日晚，毛泽东在看到《人民日报》关于江西省余江县消灭血吸虫病的报道后，欣喜难寐，次日清晨热情赋诗《七律二首·送瘟神》。从 1955 年 11 月毛泽东发出"一定要消灭血吸虫病"的号召，到 1958 年 6 月《人民日报》发表题为《第一面红旗——记江西余江县根本消灭血吸虫病的经过》的长篇通讯，经过两年多的时间，余江这个普通的赣东北小县，在与"瘟神"的殊死搏斗中率先取得了胜利，树立了全国血防战线上的"第一面红旗"，成为名扬神州的典型。之后的几十年间，高高飘扬的血防红旗，战天斗地"送瘟神"的精神伟力，始终贯穿于人民战"疫"史中，成为我国卫生健康工作取得举世瞩目成就的动力之源。

一、余江首捷立红旗

余江，古称安仁，有着 1400 多年的建县历史。信江、白塔河冲击形成的平原为其平添了百里沃野。明朝后期，政治昏聩，民生凋敝，狮子岩以下的白塔河及与之相连的圳、渠逐渐淤塞，水色逐渐变成锈色，导致钉螺和血吸虫大量孳生，为害余江三四百年的血吸虫病由此而始。

封建时代，科学不张，迷信盛行。余江的百姓依据患者腹胀的表象称血吸虫病为"大肚子病"，病因被其视为喝了狮子岩仙狮的涎水。"建庙拜菩萨，祭港求龙王"成为血吸虫病患者无奈的选择和精神寄托，但对防治血吸虫病而言，自是于事无补。

国民党统治时期，统治者不顾疫区百姓疾苦，慰劳捐、养猪税、壮丁谷、保甲费等名目繁多的苛捐杂税丝毫不减，成为压垮众多血吸虫病患者家庭的最后一根稻草，进一步助长了血吸虫病的疯狂蔓延。

据统计，国民党统治时期，余江血吸虫病疫区面积约 223 平方公里，约占全县总面积的 23.67%，钉螺感染率达 48.13%，居民最高感染率达 69.4%。新中国成立前的 30 年间，因血吸虫病，余江被毁村庄达 42 个，2 万多亩良田变成荒野，被血吸虫病夺去生命的人民群众达 2.9 万余人，"棺材田""寡妇村"比比皆是，坟头比活人还多，悲惨的景象让人触目惊心。

新中国成立后，在中国共产党的领导下，被血吸虫病蹂躏数百年的余江人民迎来了希望。1951 年年初，中南军政委员会卫生部收到江西省水利局驻余江白塔东渠工程队反映工地周边村庄有血吸虫病人的报告后，即刻电示江西省卫生处派员前往调查。3 月，江西省防疫大队派人深入余江实地考察，了解疫情。1952 年 6 月，江西省血吸虫病防治所在浮梁成立。1953 年 4 月，江西省血吸虫病防治所由浮梁迁至余江邓埠镇。随着防治组进驻上黄村，余江血防工作的大幕正式开启。一时间，血防工作人员深入田间沟渠，深入百姓家中，查螺查病。据 1953 年至 1958 年的调查资料显示，该县流行区分布在白塔河两岸的 5 个乡镇、2 个农场方圆 25 公里范围内；对流行区内的 35152 人进行粪检，查出血吸虫病患者 4042 人，平均粪检阳性率约为 11.5%，个别村庄高达 60% 以上。

疫情虽然严重，但实地调研与防治试验渐渐揭开了余江血吸虫病流行的神秘面纱。血防工作人员在工作中听到群众普遍反映，自白塔东渠竣工通水后，"冲走了锈水"，"下水工夫，不大起红点子，发痒好多了"。同时，他们还发现，开挖新渠，填平淤塞旧沟，可以使钉螺成为空壳，是一种消灭血吸虫的有效方法。

1954 年 11 月和 1955 年 1 月，血防工作人员分别在国营邓家埠农场和马岗乡进行开新沟、填旧沟、土埋钉螺试验。3 个月后复查，钉螺完全绝迹。此后，经反复试验，证明这一方法简单易行，效果很好，又能和兴修水利、改善水源环境结合起来，是灭螺技术的一次重大突破。自此，余江找到了以"开新填旧、土埋灭螺"为主，并综合运用铲草积肥、施放茶枯（压榨山茶油留下的粉渣）、使用药物为辅，适合自身实际情况的灭螺方法。

与此同时，为破除疫区群众的迷信思想，余江通过展览、黑板报、大字报、表演等多种宣传方式，进行从上到下、从干部到群众的宣传动员。血防工作人员下乡粪检或查螺时，一方面，请患者通过显微镜观察发现的血吸虫虫卵或活毛蚴，增强其对血吸虫的直观认识；另一方面，将血吸虫生活习性和防治方法绘成图片、幻灯片，制成立体模型，或编成演唱节目，加强科普宣传，树立疫区群众依靠科学、积极防治的信心，并发动群众积极参与到查螺灭螺、管理粪便、管理水源、查治家畜等血防工作中来。

1955 年 11 月，毛泽东发出"一定要消灭血吸虫病"的号召后，余江立即行动起来。一个冬春交替之间，余江从制定"两年消灭血吸虫病"规划到成立县委防治血吸虫病五人小组（简称"县委血防五人小组"），从开展马岗乡一乡范围"开新填旧、土埋灭螺"试点到顺势发起全县大规模群众性灭螺突击战，掀起了以"土埋灭螺"为主要内容的血防运动高潮。1955 年冬至 1958 年春，余江县在消灭血吸虫病战斗中，共发动人民群众 4.2 万余人，投入劳动日 231.4 万个；填旧沟 347 条，总长约 191 公里；挖新沟 88 条，总长约 117

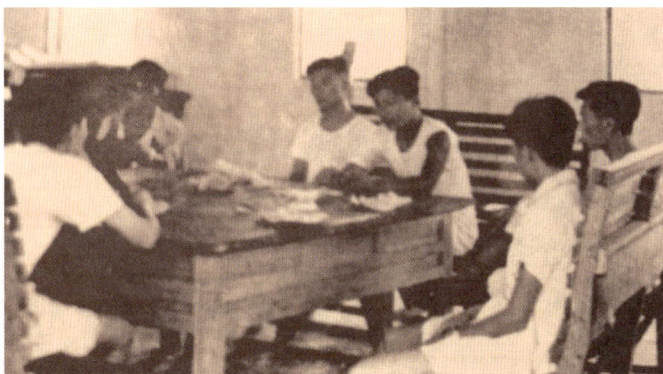

◆ 余江县委血防五人小组开会研究血防工作

公里；填旧塘 503 口；完成土方 416.4 万立方米，基本上完成了大面积的灭螺任务。

除灭螺运动外，余江县还采取"分组行动、深入农村、巡回驻队、就地治疗"的形式，积极组织治疗小组分赴流行区为血吸虫病患者治疗。中央、江西省、上饶专区也在技术指导、医疗支援等多方面给予支持和帮助。1956 年 2 月、9 月，1957 年 7 月至 8 月，中央血防九人小组先后组织苏德隆等血防专家跟进考察指导余江血防工作。中央血防九人小组成员、江西省委血防五人小组组长方志纯把余江作为自己的血防蹲点联系县，先后多次调研指导，并积极协调各方资源帮助余江开展血防工作。江西省先后派出 4 批 82 名血防专家、医疗工作者前往余江支援。

经过努力，1957 年夏，余江取得了防治血吸虫病阶段性胜利。中央血防办和省委、地委血防办联合调查组在余江调查后，形成

《关于余江县基本消灭血吸虫病的调查报告》，充分肯定了"开新填旧、土埋灭螺"的成效。次年2月，中央血防九人小组批转了《关于余江县基本消灭血吸虫病的调查报告》，并指出，"这篇调查报告很好，可以说服许多人"，并勉励余江更进一步，"力争彻底消灭"血吸虫病。

中央的肯定和勉励，给余江以极大鼓舞。1958年春夏，余江消灭血吸虫病的战斗终于迎来了胜利的时刻。

5月10日，余江对外宣布，通过开展"最后的歼灭战"，取得了全面彻底根除血吸虫病的胜利。随后，经全面复查鉴定，余江"在消灭钉螺、治疗病人、粪便管理各方面，都完全超过中央制定的基本消灭血吸虫病的标准，取得了根除血吸虫病的伟大胜利"。5月27日，中共江西省委除七害灭六病总指挥部向余江县颁发根除血吸虫病鉴定书。由此，余江县成为全国第一个以县为单位消灭血吸虫病的地区。

6月30日，《人民日报》发表长篇通讯《第一面红旗——记江西余江县根本消灭血吸虫病的经过》，称赞余江"在全国血吸虫病防治工作战线上插上了第一面红旗——首先根除了血吸虫病，给祖国血吸虫病科学史上增添了新的一页"。

几百年来，人们无可奈何的血吸虫病，在党中央和毛泽东的号召下，经过全国上下总动员，终于在余江县率先被彻底消灭了！这是何等喜人的消息！

正在北京的毛泽东读到这则通讯报道后，心潮澎湃，夜不能寐，于 7 月 1 日清晨欣然赋诗《七律二首·送瘟神》。10 月 3 日，《人民日报》在第 1 版发表了这两首诗，并在第 8 版刊登了诗作手稿。这两首描写亿万中国人民消灭血吸虫病的革命史诗，生动诠释了在中国共产党的领导下，只要始终把人民放在心中最高位置，一切为了人民，一切依靠人民，尊重科学、敢于斗争，我们就能战胜一切艰难险阻。

毛泽东光辉诗篇的发表和余江在全国血防战线树立的"第一面红旗"，不仅极大鼓舞了全国人民战胜血吸虫病的必胜信心，而且汇聚成了一股排山倒海的精神力量，激励着战斗在一线的广大干部群众再接再厉。

二、万众齐心送"瘟神"

余江血防的胜利，是当时全国开展群众性血防运动取得胜利的一个缩影，充分彰显了党组织、科学家、人民群众三者结合的伟大力量，既鼓舞了其他流行区战胜血吸虫病的信心，又提供了开展群众性灭螺运动的实践经验。之后，全国掀起了学习余江经验的热潮，各地结合农田水利基本建设，开展了轰轰烈烈的群众性灭螺运动，出现了"男女老少齐上阵，千军万马送瘟神"的壮观景象。一批又

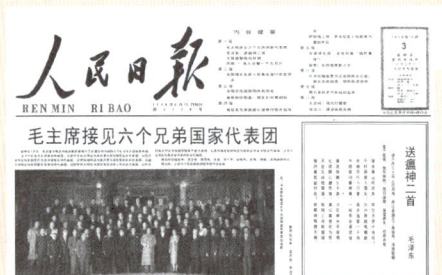

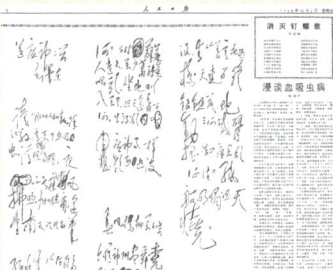

◆ 1958年10月3日，《人民日报》在头版发表《七律二首·送瘟神》，在第8版刊登了诗篇的手稿

◆ 文艺宣传队宣传"送瘟神"

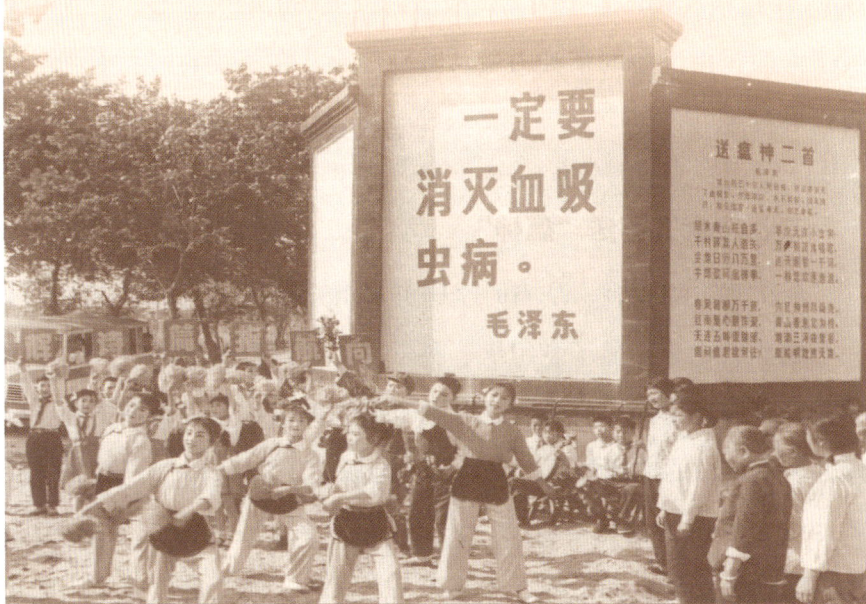

一批县（市）相继消除了血吸虫病，取得了新的更大胜利。

江西省通过余江县和各地的不断实践，总结了一整套结合农业生产消灭钉螺的成功经验，在省内外得到大力推广。在余江率先根除血吸虫病之后不到 8 个月的时间，上犹县、泰和县、婺源县、浮梁县、奉新县和南昌市相继获得根除血吸虫病的胜利，送走了"瘟神"。到 1965 年，又有安义、万年等 12 个县（市）基本消灭了血吸虫病。

江苏省始终坚持组织开展大规模的查灭螺运动，不断压缩有螺面积。从 1970 年起，全省连续 3 年组织大规模的江、湖、滩灭螺会战。1970 年至 1975 年，江苏省在 29 个血吸虫病流行县（市）共组织 65 万民工上滩灭螺，呈现了"百里江滩百里营，千军万马送瘟

◆ 余江县开展的轰轰烈烈的群众性灭螺运动的场景

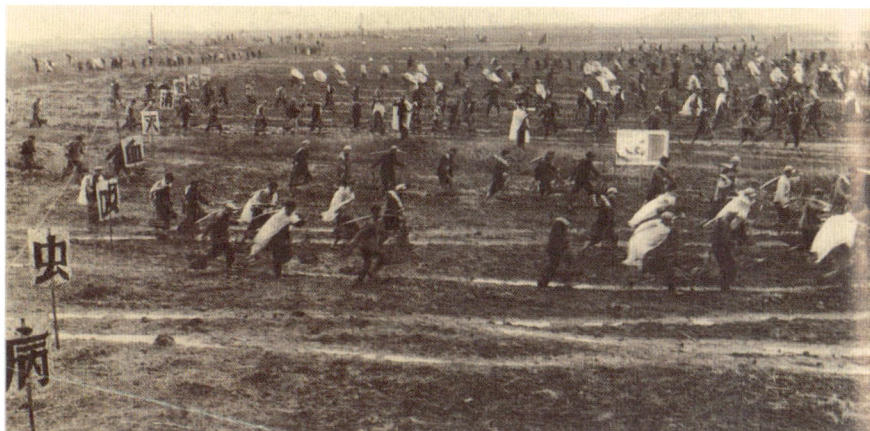

神"的壮观场面，消灭了 90% 以上的江、湖、滩里的钉螺。

上海市广泛发动群众，开展大规模的灭螺运动。仅 1957 年春季，上海市就组织 200 余万人次，将 5000 余条有螺河道全部排干进行灭螺，消除有螺面积 95% 以上。至 1975 年，上海市消除了 99% 的有螺面积。

广东省实施了结合农业水利建设的"水、垦、种"综合治理改造钉螺孳生环境等灭螺措施，在 30 多年时间里共反复消除有螺面积 47690 万平方米，其中采用"开新填旧、土埋灭螺"方法消除有螺面积 6203 万平方米。至 1974 年，全省有螺面积从 1958 年的 8346 万平方米减少到 55 万平方米。

1956 年至 1988 年，经过 30 多年的群众性灭螺运动，全国血防工作取得实打实、沉甸甸的成绩。一是灭螺运动成效卓著，全国累计发现有螺面积 148 亿平方米，累计消除有螺面积 114 亿平方米。二是疫情明显下降，全国 12 个流行省（自治区、直辖市）中，广东、上海、福建先后达到消灭血吸虫病标准；373 个流行县（市、区）中，有 141 个达到消灭血吸虫病标准，122 个达到基本消灭血吸虫病标准。三是流行区旧貌换新颜，过去许多疫情严重的地区变成生产飞速发展的地方，原来因血吸虫病疫情严重而不能征兵、经济滞后、社会发展缓慢等现象一去不复返。

然而，我们与"瘟神"的较量并没有结束。一段时间以来，随着经济和社会的不断发展，部分地区出现了血吸虫病疫情反复、回升的态势。但在党中央、国务院强有力的领导和高位推动下，全国各部门协同配合，群众积极参与，与时俱进探索血防工作的新路径，有效遏制了血吸虫病疫情回升，进一步提升了防治成效，为全面消除血吸虫病奠定了坚实基础。

党的十八大以来，以习近平同志为核心的党中央把维护人民健康摆在更加突出的位置，作出了"实施健康中国战略"的重大决策，继续大力推进血吸虫病防治工作。2016 年 8 月 19 日至 20 日，全国卫生与健康大会在北京举行。习近平总书记在会上强调，"要把人民健康放在优先发展的战略地位"，"对艾滋病、结核病、乙肝、血吸虫病等传统流行重大疾病，要坚持因病施策、各个击破，巩固当前防控成果，不断降低疫情流行水平"。10 月，中共中央、国务院印发《"健康中国 2030"规划纲要》，要求到 2030 年全国所有流行县达到消除血吸虫病标准。我国血吸虫病防治踏上了全面消除的新征程。

经过不懈努力，我国血防工作取得举世瞩目的成绩，全国实现了血吸虫病传播控制目标。截至 2022 年，全国 452 个流行县中的 75% 已达消除血吸虫病标准。

为认真贯彻党的二十大精神，全面打好消除血吸虫病的攻坚战，2023 年 6 月，国家疾控局等 11 个部门联合发布《加快实现消除血吸虫病目标行动方案（2023—2030年）》（以下简称《方案》）。《方案》指出，排除不可预测的自然灾害等突发事件影响，在持续加大防治力度的基础上，有望于2028年力争所有血吸虫病流行县（市、区）达到消除标准，提前实现《"健康中国2030"规划纲要》提出的目标。

三、传承赓续勇接力

新中国成立以来，我们与疫病的斗争一直没有停止。70多年的防疫斗争史已经证明并将继续证明，在一个人口众多的大国，没有作为主心骨的中国共产党的坚强领导，没有人民至上的执政理念，没有无坚不摧的群众力量，没有讲究科学和敢于斗争的精神，就不可能取得公共卫生领域今天这样的巨大成就。自1958年余江县在全国率先消灭血吸虫病以来，战天斗地送"瘟神"的血防红旗始终屹立不倒，激励一代又一代人不断在攸关人类命运的大考中交出优异答卷。

1. 人民至上，是党领导推动健康卫生事业发展的价值旨归

坚持人民至上是中国共产党百余年来奋斗积累的一条宝贵经验。中国共产党从成立起就把保障人民健康同争取民族独立、人民解放的事业紧紧联系在一起。无论是治国理政的预演，还是70多年执政的生动实践，践行人民至上理念、守护人民生命安全，都是中国共产党推动健康卫生事业发展的价值旨归。

被老百姓称为"瘟神"的血吸虫病，曾是新中国的一副沉重枷锁。毛泽东在《七律二首·送瘟神》后记中指出："就血吸虫所毁灭我们的生命而言，远强于过去打过我们的任何一个或几个帝国主义。八国联军、抗日战争，就毁人一点来说，都不及血吸虫。"毛泽东"一定要消灭血吸虫病"的号召和党中央、江西省委防治血吸虫病的部署传达到余江后，全县党员干部和血防工作者坚决扛起血防大旗。坚持践行"共产党交我一方印，誓为百姓造一方福"的县委书记李俊九，深入疫区访病患，防治一线找方法，当好"领头雁"，带领余江血防始终沿着正确方向前行；"满脑袋血防"的县委血防五人小组首任组长吴早孙，就任后吃住在邓埠镇血防一线，半年之后30多岁的他头发竟白了一半；还有邓树林、周均大等一批乡、社干部，主动把自家房子让给巡回治疗组医生住，或用作病房接治患者。余江各级干部就是这样抱定为彻底消灭血吸虫病而奋斗的信念，始终坚持干在前头。

2. 讲究科学，是党领导推动健康卫生事业发展的制胜利器

人类与疫病的战斗，就是科学与疫病的战斗。讲究科学、尊重科学，是党领导推动健康卫生事业发展的历史经验总结，是除瘟战"疫"的利器。在党的领导下，科学宣传、科学方法和专业队伍贯穿余江送"瘟神"全过程，彰显出强大的科学力量。

科学宣传奠定了深厚的群众基础。科学与迷信的较量是血防战斗的第一场重要交锋。为让科学防治深入人心，余江血防工作人员听党指挥、深入群众、深入一线，通过出板报、写标语、画漫画、发传单、实物展览、广播讲演等多种方式，同时配合治愈病人的现身说法，最终扭转了群众不懂、不信、不理解科学防疫的困难局面，为全面开展工作打下了坚实的群众基础。科学创新是血防战"疫"的重要保障。在当地党组织的指挥下，余江血防工作人员通过近三年的深入调查研究，总结发现并在实践中验证了兴修水利与防治血吸虫病的密切关系，其首创的"开新填旧、土埋灭螺"方法为全省乃至全国相似地区的血防工作开辟了新的道路；中医医师徐祖礼、饶青山、赵海明等人用自制的消痞散、九转灵丹等让一位又一位晚

◆ 开新沟、填旧沟灭螺现场

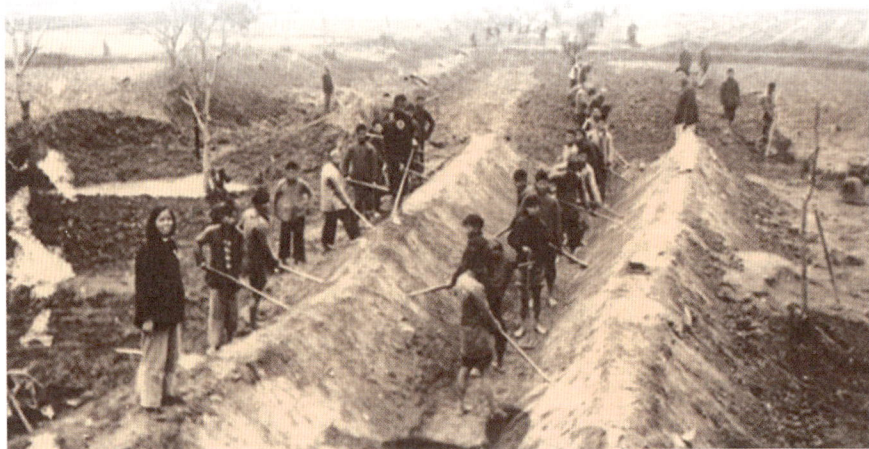

期血吸虫病患者告别脾腹肿大，顺利接受锑剂治疗，彻底摆脱血吸虫病梦魇，书写了血防战斗中中西医结合治疗的佳话。专业队伍是血防战"疫"的中坚力量。医务工作者们牢记宗旨、坚定前行，科学防治、全心付出。血防专家杨惟义把自己的血防小挎包赠予学生王溪云时深情嘱托，"从今以后，你走路，你吃饭，你睡觉都要想'血防'两个字，努力把工作做好"；青年医生李正兰立下誓言"为了人民健康，血防工作我不干谁干"，并安家余江；检验员钱炀努力钻研，成功改良粪检方法，工作效率提高了5倍。60多年来，药物治疗从住院静脉注射转变为居家口服，防治策略从灭螺为主演变为综合治理，在推动人民血防事业不断发展的进程中，科学技术始终是关键要素。

3.依靠群众，是党领导推动健康卫生事业发展的强大底气

人民群众的实践是改造世界的根本力量。群众路线是我们党的生命线和根本工作路线，依靠群众是我们党力量的真正源泉。在大灾大疫面前，群众的力量构筑起真正的铜墙铁壁，奠定了我们战胜一切艰难险阻的强大底气。

新中国成立之初，面对近5000名患者和100万平方米有螺面积，余江坚定依靠群众，把"全党动员、全民动员"由口号变为现实。在消灭血吸虫病的各条战线上，余江人民激情燃烧、精神昂扬，涌现出一大批典型模范。在灭螺工地上，3.6万余名群众支援血防工作，半数以上来自非疫区：国营农场青年突击队冲锋在前，洪湖、塘桥等地的群众、白塔中学师生和邓埠小学教师挑灯夜战，打铁夏家的群众带着被子、粮食和柴火驻扎工地，技术指导队、巡回医疗队、师生宣传队、茶水队和各类服务小组为灭螺大军提供坚强后勤保障。在查螺战线上，"苦妹子"邓梅仗在血吸虫病被治愈后主动担任查螺组组长，数十年如一日地工作，直至成为群众口中的"福奶奶"。在管粪工作中，多名家人死于血吸虫病且年过六旬的俞香莲自愿担任粪管员，工作认真负责，连年被评为模范粪管员。就连一度被认为是最大难题的修厕所石料和资金问题，也被群众用就地挖石块和自愿入股的方式在短时间内顺利解决了。余江各级党组织正是凭借密切联系群众、紧紧依靠群众，充分发挥广大人民群众的积极

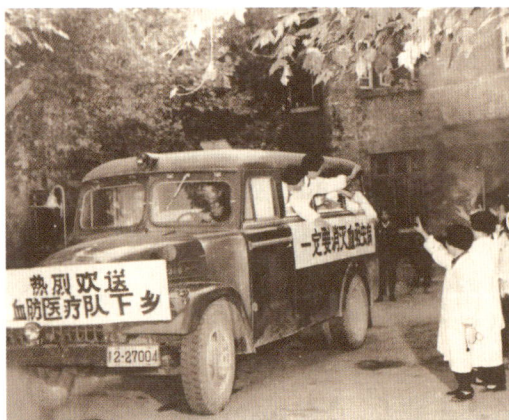

◆ 江西下乡的血防医疗队

性、主动性、创造性，才带领人民最终赢得了消灭血吸虫病的胜利。

4. 敢于斗争，是党领导推动健康卫生事业发展的鲜明品格

"敢于斗争、敢于胜利"是无产阶级政党的风骨和品质。毛泽东曾指出："斗争，失败，再斗争，再失败，再斗争，直至胜利——这就是人民的逻辑。"在余江率先消灭血吸虫病的斗争中，全县上下迎难而上、英勇斗争，创造了人类医学史上的奇迹，彰显了我们党敢于斗争、敢于胜利的政治品格。

余江能够在防治血吸虫病历史上写下浓墨重彩的一笔，贵在敢为人先。1955 年 11 月，在全县党员大会上，上饶专区第一血吸虫病防治站站长张东来详细介绍了余江血防现状，特别是具有开创意义的"开新填旧、土埋灭螺"方法，得到县委的大力支持。紧接着，县委进一步提出"半年准备，一年战斗，半年扫尾，两年消灭血吸虫病"的战斗口号。目标明、方法对、人心齐，从 1955 年冬向血吸虫病发起总攻，在两年多的时间内，余江连续开展了三次大规模灭螺突击战、一次扫尾战和无数次小型灭螺活动，同步推进治病、管水、管粪工作，最终在 1958 年 5 月完全超过中央制定的基本消灭血吸虫病的标准，取得了根除血吸虫病的胜利，创造了人间奇迹。余江人民战天斗地送"瘟神"和由此铸就的血防精神，成为鼓舞全国人民彻底战胜血吸虫病、不断夺取新的胜利的不竭动力。

"敢于斗争、敢于胜利，是中国共产党不可战胜的强大精神力

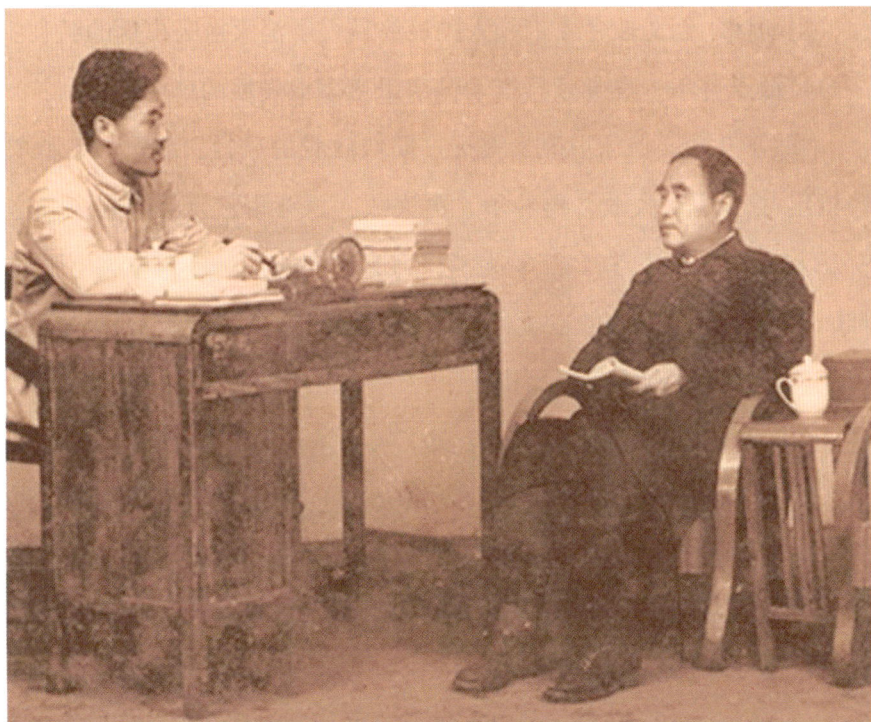

◆ 余江县血防站首任站长张东来（右）

量。"面对风云变幻的国际形势和具有许多新的历史特点的伟大斗争，全党全国各族人民，深刻领悟"两个确立"的决定性意义，坚决做到"两个维护"，在新的赶考路上以必胜的信念，坚定历史自信、担当历史使命、掌握历史主动，必将创造新的历史辉煌，书写新的历史华章。

第二章

坚强领导 人民至上

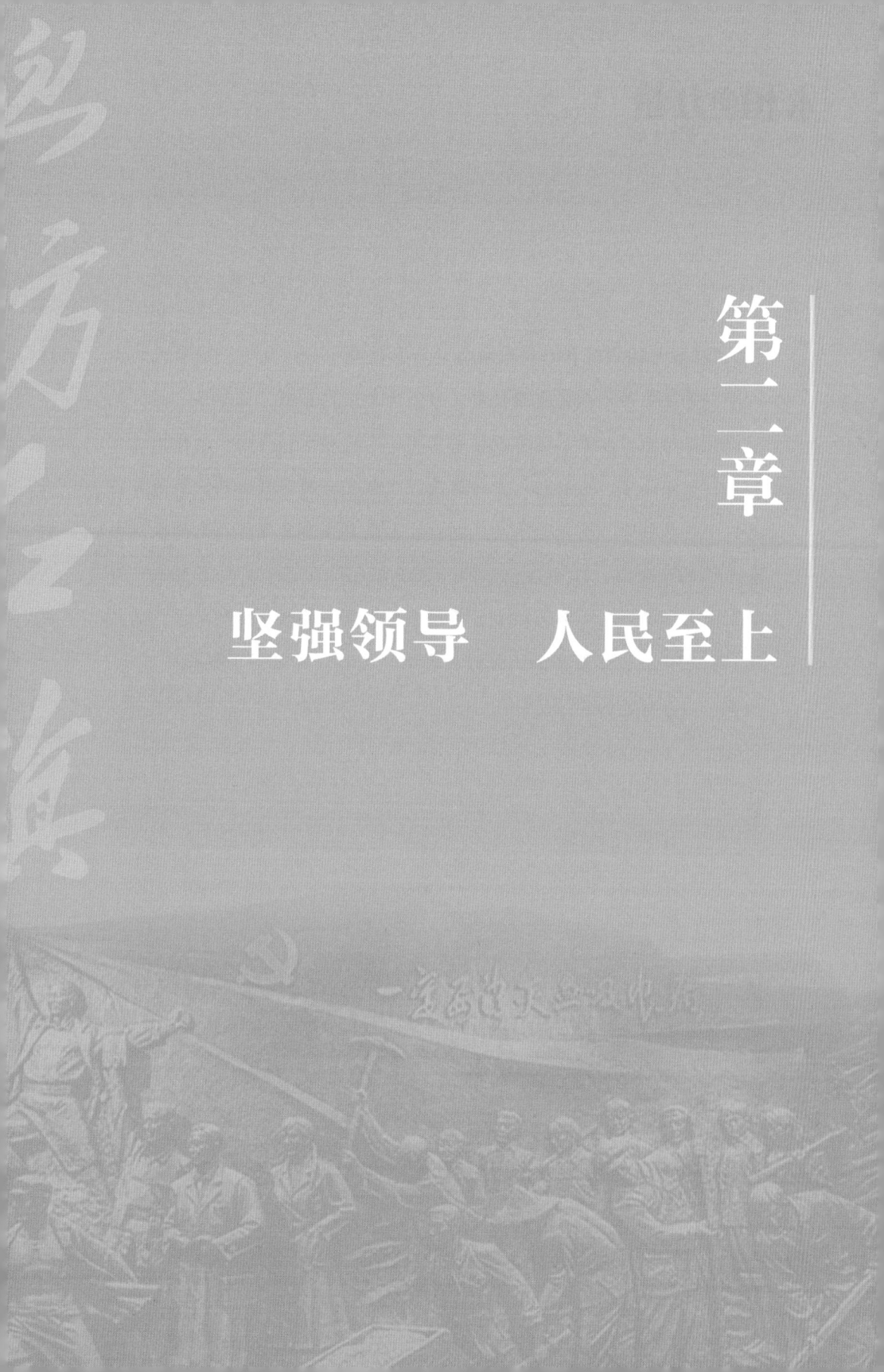

　　"在应对国内外各种风险挑战的历史进程中始终成为全国人民的主心骨"是中国共产党的光荣使命。习近平总书记指出，党坚强有力，党同人民保持血肉联系，国家就繁荣稳定，人民就幸福安康。新中国成立初期，致病千万、威胁亿人身体健康、生命安全的血吸虫病，成为考验共产党坚强领导、共产党人为民初心和人民卫生事业保障人民健康能力和水平的试金石。江西省余江县积极响应毛泽东"一定要消灭血吸虫病"号召，县、区、乡各级党政防治血吸虫病领导机构迅即成立，高效运转，在中央、江西省和上饶专区的大力支援下，谱写了一曲战"疫"为民、勇夺红旗的辉煌赞歌。

第一节

党的领导是胜利关键

　　人类文明史也是一部同疾病和灾难的斗争史。现代防疫学理论和无数防疫实践表明，疫病防治绝不仅仅是一个医学命题，更需要政府和社会的全面参与。办好中国的事情，关键在党。习近平总书记指出，只要每个基层党组织和每个共产党员都有强烈的宗旨意识和责任意识，都能发挥战斗堡垒作用、先锋模范作用，我们党就会很有力量，我们国家就会很有力量，我们人民就会很有力量。在余江消灭血吸虫病的斗争中，从县到乡各级党的血防领导小组全面承担起领导血防工作、协调各方形成防治合力的重大职责，构建起完善的血吸虫病防治体系，为取得率先消灭血吸虫病重大胜利提供了明确的方向指引和坚实的组织保障，让党旗始终在全县防治血吸虫病阵地上高高飘扬。

一、切实担起政治责任

民之所盼，政之所向。习近平总书记指出，让人民幸福生活是"国之大者"。新生的省、县人民政权，怀揣革命激情和为民初心，为解决余江白塔河沿线农田灌溉难题，于1950年12月启动白塔东渠水利工程和"肖公陂"（完工后改名"复兴坝"）修复工程，并恰好由此揭开余江血吸虫病流行面纱，牵出余江"开新填旧、土埋灭螺"血防路径，一改国民党旧政权漠视民生疾苦弊病的同时，一扫公共卫生防疫缺位造成的社会垂暮之势。

历史机遇总是格外眷顾余江。因驻余江白塔东渠水利工程队将血吸虫病疫情上报至中南军政委员会卫生部而加速组建的江西省血吸虫病防治所，于1953年4月由浮梁迁至余江疫区邓埠镇。其第十工作组驻马岗乡上黄村，设立实验区，在上黄村、下黄村和国营邓家埠农场开展防治试验工作，成为余江防治血吸虫病的开端。1953年12月，在省血防所的指导下，余江成立了全县第一个基层血吸虫病防治领导机构——上黄村血吸虫病防治委员会，乡长张来生任主任委员，村长黄余才任副主任委员，承担起领导和发动全村群众开展防治血吸虫病试验活动之责。

余江疫区的经济落后，深深触动着各级党员领导干部的心。省血防所迁驻余江和系列防治试验的开展，为余江各级党组织树立科学防治理念打下了坚实基础。1954年年底的一次县委会议上，县委副书记李俊九在疫区工作半年的感受汇报中一句"共产党员，尤其是党员领导干部，应义不容辞地去为人民解除疾苦"的发言，引发了大家的热烈讨论，形成了"我们作为全县党的领导，必须正确引导干部群众去同血吸虫病作斗争……尽快摸索出一套切实可行的办法来"的共识。此后，县委会议讨论和研究血防工作在余江逐步成为常态。为进一步做好全县血防工作，根据省政府1954年12月《关于防治血吸虫病工作的指示》精神，余江于次年4月成立全县行政层面的血防委员会，县长陈近好任主任委员，县卫生科科长、血防站站长、国营邓家埠农场场长为副主任委员，县卫生院、农林水利科、民政科、国营更新农场和一、二、七区等11位负责人为委员。

毛泽东"一定要消灭血吸虫病"的号召和第一次全国防治血吸虫病工作会议精神传达到余江后，县委于1955年11月28日至12月3日召开全县党员大会，对余江消灭血吸虫病的大致方案进行了热烈讨论，并把"要求在1957年根绝此病（血吸虫病）"写入了《中国共产党余江县党员大会总结报告》。12月7日，县委印发《关于防治和消灭血吸虫病害计划方案》，明确了两年消灭血吸虫病的目标及大致步骤。12月12日，县委召开会议专题研究血防工作，讨论成立县委防治血吸虫病五人小组及办公室，以及马岗和国营农场大规模灭螺试点民工调配等相关事宜，并提出"半年准备，一年战斗，半年扫尾，两年消灭血吸虫病"的血防口号和"生产为中心，血防为重点，密切结合，互相推动"的血防工作原则。

1956年1月17日，中共余江县委防治血吸虫病五人小组正式成立，县委委员、副县长吴早孙任组长，确立了县委对全县血吸虫病防治工作的全面领导。1月26日，县委调整县血吸虫病防治委员会人员构成，吴早孙任主任委员，成员由宣传、农业、卫生、血防、妇联、青年团等部门负责人组成。随后，疫区的区（镇）、乡、农场党委血防三人小组和行政血防委员会也相继成立。为方便统一领导及靠前指挥，县委血防五人小组和县血吸虫病防治委员会统一下设办公室，并搬迁至上饶专区第一血吸虫病防治站所在地邓埠镇，与血防站合署办公。1957年3月，根据第三次全国血防工作会议精神，已任县委书记的李俊九亲任县委血防五人小组组长。疫区各区（镇）、乡、农场党委血防三人小组也作了相应调整，都由书记任组长。部分新划区乡也及时建立起了党的血防工作领导机构。至此，余江血防工作形成了党委统一领导、各级书记挂帅的崭新局面。

二、积极建立高效机制

余江县委全面主导血防工作后，在具体防治工作中对各级党政及其血防领导机构明确提出"四统一"和"四坚持"工作要求。"四统一"即统一领导、统一安排、统一检查、统一汇报。"四坚持"即坚持将血防工作列入党政议事日程，同生产和其他各项重大工作一起研究部署；坚持书记挂帅、专人负责，部门配合；坚持结合生产开展血防；坚持定期会议及汇报制度。通过强化思想工作，严格制定与落实规划，余江逐步建立起一套行之有效的防治血吸虫病的领导工作机制，有效保障了全县血防工作的顺利开展。

科学防治，规划先行。县委于全面开展血吸虫病防治运动之初制定发布《中共余江县委关于防治消灭血吸虫病害计划方案》后，为了更好地完成目标任务，采取长期计划、年度计划和短期安排密切结合的方式，相继制定了《关于血吸虫病防治工作规划》（1956年）、《余江县一九五七年血吸虫病防治工作初步计划》、《1958年全

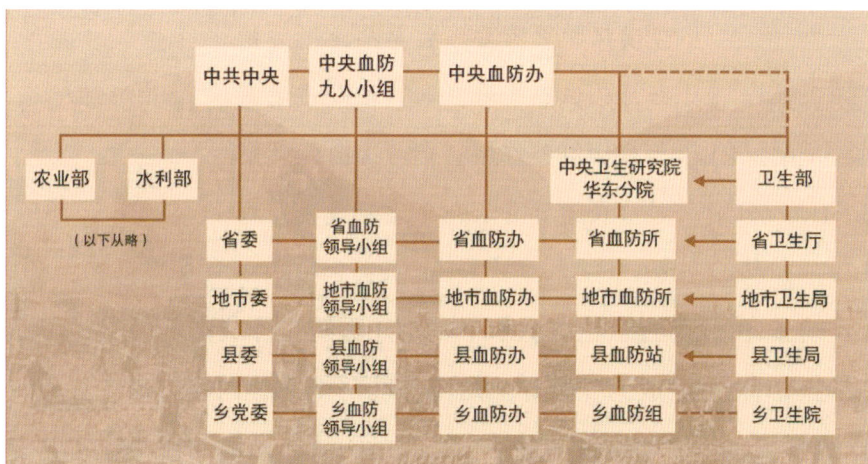

◆　新中国成立初期血吸虫病防治组织系统

51

县防治工作计划（草案）》三个年度工作计划，并按照各个生产季节的特点安排防治工作。如在 1956 年的防治工作中：一、二月份农闲时结合兴修水利，布置与发动群众进行开新沟、填旧沟的突击灭螺运动；在省、市级医院支援血防工作的治疗组到达后，各设立血防治疗小组的地区安排血吸虫病患者进行为期三个月的治疗；在端午节前后的农闲时间，组织群众把"粪管"工作做好。长期计划与短期安排的有机结合，有效保障了血防规划的逐步实现。1964 年，上饶地委副书记陈超把血防结合生产按月安排的做法编成诗歌在全区血防工作会议上作了分享：

> 一二三月好灭螺，四五六月治病多。
>
> 劳动保护更重要，打草捕鱼做防护。
>
> 七月队伍整顿好，八月检查质量高。
>
> 九月切实补好课，十月上旬做计划。
>
> 农忙农闲要灵活，年终两月再灭螺。

干部和群众的思想认识水平是余江血防工作成败的关键，不断强化思想教育就成为党领导血防工作的一个重要内容。余江县委和党的各级血防领导小组通过逢会必讲的方式，及时将中央、省、专区血防会议精神和血吸虫病防治理念深深植入各级干部和广大群众心间。1956 年 5 月，县第五次血吸虫病防治工作会议结束后，各地均广泛传达了会议精神，如邓埠镇召开了选区主任会，倪桂乡召开了党团员会、生产队组长会。据不完全统计，各地召开干部群众会 246 次，直接受教育人数 7759 人。在宣传教育运动中，余江县还格外重视发挥党的宣传员、农业社保健员和小学教员的作用，辅以回忆、对比、算细账的办法，努力实现宣传工作群众化、经常化，及时化解干部群众的思想问题，推动大家自觉参加到血防运动中来。尽管如此，据县委血防五人小组 1957 年第一季度血防工作初步总结显示，直到当时，余江还有个别乡党政领导对防治血吸虫病重视不够。特别是由于乡干部的调动，个别乡领导以不懂血防为理由推卸责任，甚至连血防干部去反映情况、请示工作也很不耐烦地应付了事。个别乡社干部在防治血吸虫病专业会议上决心大、信心足、态度好，可是回去后就冷了半截，传达一下会议精神就算完成了任务，把提出的保证丢之脑后，"开会是代表，回去是老表"。为此，不断强调党的领导的重要性，持续加强血防领导组织建设，也就成为伴随余江血防工作始终的一个重要课题。

　　会议是党组织和党的领导小组进行决策并促其执行的重要方式之一。余江县委坚持把血防工作列为经常讨论事项；县委血防五人小组也建立了较为完善的定期会议及汇报制度；县委血防五人小组办公室则努力当好党委参谋，及时提出各个时期的工作要点和意见，报请县委批示，根据指示进行工作，做到了月月有任务、人人有事做、时时不空闲，并坚持每半月向县委、县人委汇报一次血防工作情况。每次全县大规模冬春灭螺会战开始前，县委都要召开专题会议部署调配民工开展灭螺及后勤保障等相应事宜；县委、县人委联合下发通知，召开各疫乡及支援灭螺民工的乡党支部会议进行落实。县委血防五人小组精心筹备组织每一次血防专业会议，务求每次会议取得预期效果。例如，1956 年 9 月 17 日发出的《关于召开第八次血防会议的通知》对参会人员需携带交流的材料作了明确规定：

1. 你乡（场）粪便管理做得怎样，完成的程度如何，占总数的百分之几十，有多少个村多少粪窖搞好了搭棚加盖；是否建立管理制度；有多少个村多少个窖未完成，有多少个村多少个窖还没有管理；什么时间可以全部管好，有哪些困难？

2. 你乡（场）七八月份治疗了多少病人，对生产起了什么作用，治疗前后在生产上体力上有什么变化，好坏反应如何？举出典型例子，估计还有多少病人，如何结合生产安排接受治疗？

3. 开新沟埋旧沟灭螺后效果如何，对水利灌溉面积增加或减少各多少亩，还有几条沟、几口塘、几亩田有钉螺，打算如何消灭？

4. 国营农场增加介绍堆肥做法、改种棉麻面积及产量与种水稻对比，以及对血吸虫病个人防护。更新农场增加介绍下田带粪桶的做法。

5. 各乡、镇与农场并各带血防三人小组及血防委员会名册一份。

11 月召开的县第九次血防扩大会议，特别组织了《从去冬今春的灭螺工作中吸取什么经验教训》《动员病人如何与生产相结合的工作做法》《余江县血吸虫病粪便管理工作开展情况》《关于利用人尿消灭血吸虫卵的报告》4 篇典型材料交流，从灭螺、治病与发展生产、粪管等角度全方位总结了一年来的血防经验，为即将开展的第二次全县大规模冬春灭螺突击战作了示范引导。1956 年，县委血防五人小组先后召开了 10 次扩大会议，一般由各疫区（镇）、乡、农场三人小组组长、农业社主任、生产队队长、选区主任以及各预防组、县委文教部、青委、妇联、农技站等单位代表出席，血防站医护人员列席。县委书记李俊九多次在全县血防扩大会议上发表讲话，对疫区如何贯彻"生产为中心、血防为重点"给予"区委支持、乡党支书亲自布置、农业社干部具体分工负责、生产队长保证动员"等明确具体的方法指导，有力推动了疫区血防工作与生产运动的密切结合，以及疫区血防运动的高效开展。

为进一步加强党对血防工作的领导，余江还实行了县委常委包干制和层级专人负责制。县委常委包干制是指县委常委负责哪一片的生产，就包干哪一片的血防工作。县委书记、县长及其他县委常委经常坐镇疫区，进行检查和具体指导。层级专人负责制规定，乡、社、队、组都要有专人负责，明确要求乡由文教委员（条件必须是党员）具体负责领导，社由副主任、队由副队长、组由副组长（最好是女同志）具体负责。为发挥层级专人负责制的作用，采取了逐级交任务、一级抓一级的办法，通过检查和汇报的方式，检查任务执行情况，督促和推动工作的开展。各专职负责人做到了随时向党委汇报，例如在县委会议上要听取管血防的县委常委关于血防工作的汇报，针对存在的问题，在会上讨论，作出决定，及时指示。为加深各级领导干部对集体领导和个人负责的理解，李俊九还在1957年余江第三次血防专业会议上专门作了详细讲解。他说，什么叫集体领导？对于血防工作来说，就是各级党的组织要把血防工作列入各级党组织的经常议事日程，和当前工作一同汇报、一同研究、一同作出决议；每个党的基层组织的委员都应该了解本地区内的血防工作情况，发现问题，及时帮助解决，不能解决的提交到党委会（或支部会）来讨论解决。这就叫集体领导血防工作。什么叫个人负责呢？就是说，在各级党的组织的集体领导下，除了书记要亲自抓以外，还要有专人负责，乡里要固定一个乡长具体负责，社里要有一个副主任，队里有副队长，组里要有副组长具体负责，条件是这些人应该是各级党的组织的委员，便于开展工作。书记要三抓：一抓工作计划，二抓汇报检查，三抓解决问题。具体负责的专人主要任务有：经常了解干部、群众的思想动态，掌握工作进度情况，发现问题及时解决。凡此种种，均有力推动了党领导血防工作任务的

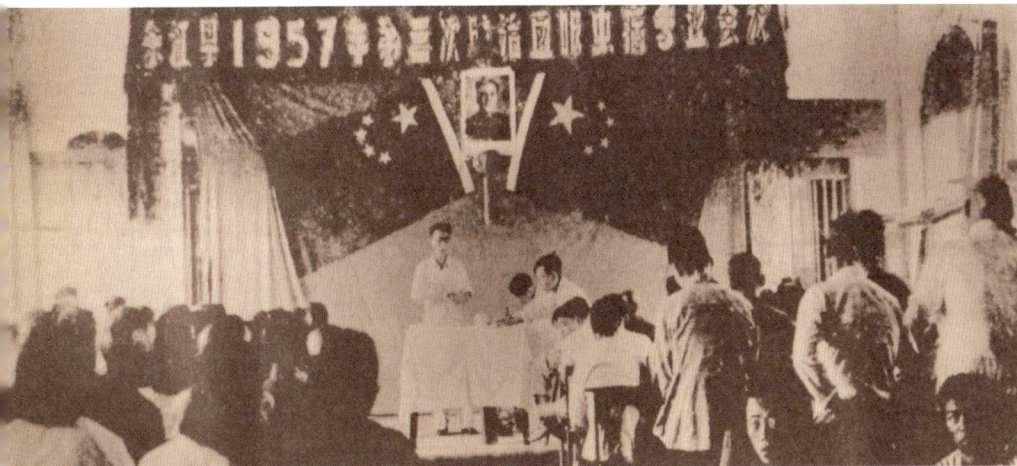

◆　余江县1957年第三次防治血吸虫病专业会议现场

落实落地落细。

三、全力凝聚社会合力

血吸虫病流行范围广，涉及的问题多，必须要由各有关部门协同作战才能收到预期效果。党的血防领导小组对广大民众的动员和组织在一定程度上实现了对社会分散力量的整合，血防工作因而能在短时间内取得巨大成绩。

中央血防九人小组成立后，强调血吸虫病防治工作是农业、水利、教育、妇联、公安、卫生等有关部门共同的政治任务，应相互主动密切配合，为控制和消灭血吸虫病的流行而努力。在具体分工方面，血防领导小组及其办公室制订规划，在党委的领导下联系和组织各有关部门进行防治工作并检查相互配合情况，检查、督促、掌握防治工作进度，总结和交流经验；水利部门结合兴修水利灭螺；农业部门结合积肥安排管粪，并进行一些必要的研究工作，如在严重流行地区重点试行改水田为旱地，研究用高产量旱种作物代替水稻以消灭田中的钉螺，研究家畜粪便管理方法和家畜感染血吸虫病的治疗方法等；卫生部门统一负责调查研究、技术指导和治疗病人；青年团组织动员青年开展防治宣传教育，并号召青年学生利用假期有组织地开展灭螺运动；妇联组织教育妇女协助做好粪便管理工作

◆ 医务人员在疫区邓埠镇进行血吸虫病防治宣传

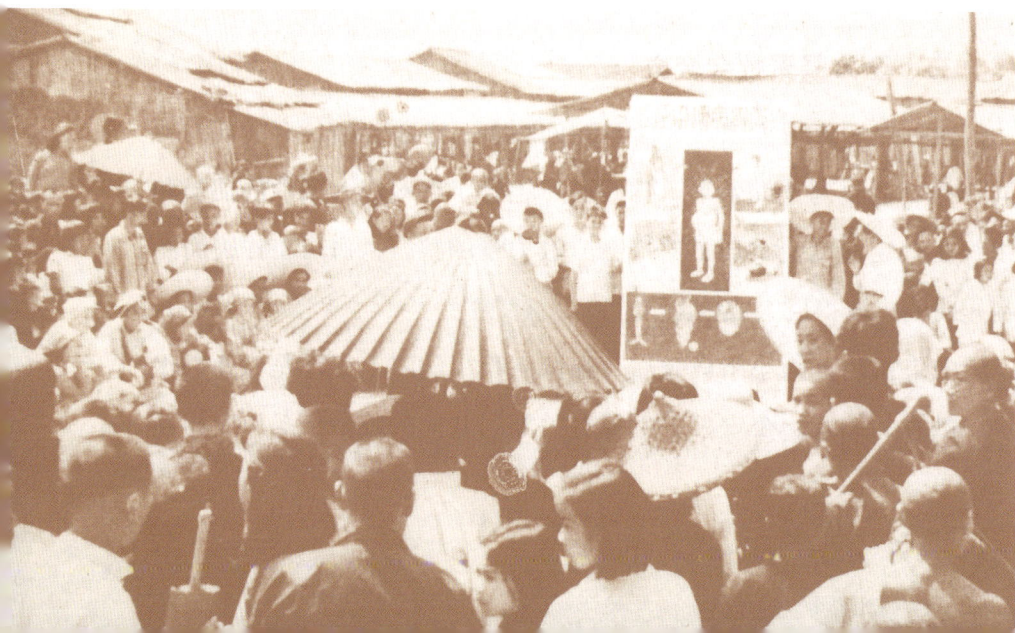

和实行安全用水；宣传、出版单位则运用电视、广播、报纸等媒介，宣传消灭血吸虫病的重要意义和典型经验；商业、物资、财政等部门挖掘潜力，安排资金和煤炭、水泥、砖瓦等物资，支援血防工作；等等。

余江县委及县委血防五人小组根据中央和省委、地委血防工作指示，着力把有关精神贯彻落实在余江血防具体实践中，有效发挥了领导和统筹协调作用。在1956年年初的第一次大规模"开新填旧、土埋灭螺"突击战中，余江县水利部门抽调了陈则民等10余名水利干部顶风冒雪协助沟渠测量、设计；文教部门利用寒假组织师生40余人上工地慰问宣传；青年团、妇联等单位也号召和动员广大青年组成突击队参加灭螺、管粪、管水、管环境卫生等工作。此外，全县各种讨论血防工作的会议均邀请了有关部门人员参加。

1958年2月7日，中央血防九人小组批转的《关于余江县基本消灭血吸虫病的调查报告》，将党委"联合有关部门，分工负责，协同作战"作为余江血防工作的一条重要经验向全国予以推介。《关于余江县基本消灭血吸虫病的调查报告》对余江这一经验做法作了详细介绍：水利部门配合专业部门担负了水系勘测、计算人力、计算土方、制定开新沟的施工标准以及灭螺后的工程验收等任务，保证了灭螺和水利工程的质量；农业部门完成了水改旱的技术指导、种子调配等有关工作，使灭螺工作和兴修水利、农业生产密切结合起来；宣传、青年团、妇联、卫生等部门，大力地动员了教师、学生、妇女等积极投入运动，采取了演剧、联欢的形式进行工地宣传鼓动；卫生部门抽调卫生人员，协助参与治疗、调查等工作，并组织了工地巡回医疗组，大大增加了民工的士气；民政部门于 1956 年拨出一定比例的社会福利救济经费，解决了 212 人的入院生活困难问题。此外，粮食、食品部门对灭螺民工和住院治疗病人的粮食、猪肉供应，都给予适当的照顾和必要的补贴。由于各部门的密切配合和分工负责，保证了各项任务的完成。

习近平总书记深刻指出，坚持和加强党的全面领导，关系党和国家前途命运，我们的全部事业都建立在这个基础之上，都根植于这个最本质特征和最大优势。20 世纪 50 年代，加强党委对血防工作的组织领导，建立健全党的血防领导小组，将血防工作纳入党委议程，实现全党动员，是血防工作取得非凡成就的根本保证。余江模范践行了"党委重视，亲自动手，干部带头，层级发动"等中央要求，自上而下健全了党内外领导机构，配备了专职干部，设立了各级党的血防领导小组和县委血防五人小组办公室，使全县血防工作始终在党的坚强领导下沿着正确方向阔步前行，为在全国率先消灭血吸虫病、树起第一面血防红旗提供了有力支撑。像余江那样加强党的领导，这成为中央血防九人小组号召全国学习余江的第一要义。

第二节

一名党员一面旗帜

习近平总书记指出，任何事业都离不开共产党员的先锋模范作用。只要共产党员首先站出来、敢于冲上去，就能把群众带动起来、凝聚起来、组织起来，打开一片天地，干出一番事业。20世纪50年代，上自省委领导方志纯，下到农村党员陈其国，从全省知名血防专家杨惟义到开启30年血吸虫病检验人生的甘泉怀……一个个共产党员支撑起余江防治血吸虫病的一条条战线，一则则血防故事描绘了一幅幅因血吸虫病防治工作而汇聚余江的万千共产党人，坚持一心为民放首位、使命担当扛在肩、深入群众同战斗的先锋模范画像。

一、一心为民放首位

坚持人民至上，是我们党的执政理念和价值追求，也是我们战胜一切艰难险阻的根本保障。习近平总书记指出，全党同志都要坚持人民立场、人民至上，坚持不懈为群众办实事做好事。100 多年来，中国共产党始终与人民想在一起、干在一处，为民造福的实践从未止步。1955 年，毛泽东掷地有声的一句"一定要消灭血吸虫病"，道出了亿万受血吸虫病威胁人民共同心声的同时，也为一代共产党人明确了坚守人民至上理念的行动方向。

新中国成立初期，血吸虫病疫情有多严重，广大党员特别是党员领导干部的心情就有多沉重。从赣东北革命根据地一路走来的方志纯，作为中央血防九人小组成员，深深体会到人民领袖对人民群众生命健康的深切关怀。真正直面全省触目惊心的血吸虫病疫情的那一刻，他坦言，感到压力很大，但没有别的办法，就是要一心一意为人民服务，为群众解除疾苦，展现了一名党的高级领导干部在困难面前不逃避、不退缩，迎难而上、一心为民的本色。1956 年 10 月亲任省委血防五人小组组长后，在一次五人小组扩大会议上，他进一步指出，消灭血吸虫病是一件"功德无量"的事情。今天人民掌握政权，我们就绝不能对此袖手旁观，漠不关心，要用最大的决心和努力，认真做好这一工作。假使能够防治而不去防治，能多挽救而不去挽救，这就是不顾人民生命和疾苦，也可以说是一种犯罪行为。他强调，这项工作应作为对党的政策贯彻执行得好坏的一种表现来考核干部。

余江严峻的血吸虫病疫情同样深深刺痛着当地党员领导干部的心。1954年4月，新任县委副书记李俊九第一次下乡调研便到了血吸虫病流行的锦南农村。从早期患者区委书记彭文佑到晚期病人普通农民朱海珍，再到"棺材田""寡妇村""绝户村""剪刀刺腹"……一位位不幸患者，一个个悲惨故事，一串串病亡数据，一份份疫情报告，广大疫区群众要求解除疾病痛苦的呼声使李俊九心急如焚，彻夜难眠。此后，深入疫区访病患、防治一线解难题成为李俊九工作的常态。写在日记本上的一句话——"共产党交我一方印，誓为百姓造一方福！"成为李俊九一生坚守的誓言。直至1958年率先消灭血吸虫病，余江防治血吸虫病每到关键之处，总能得到李俊九的坚定支持。

1955年1月，听闻马岗乡实验组开新沟、填旧沟灭螺试验成功的消息，李俊九第二天就赶到试验场地实地查验，充分肯定了这一方法并将其概括为"开新填旧、土

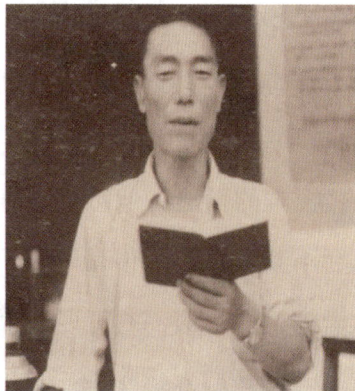

◆ 李俊九

埋灭螺"，这奠定了余江率先消灭血吸虫病的基础。1955 年 12 月
讨论余江消灭血吸虫病规划时，他坚决支持血防站站长张东来两年
消灭血吸虫病的设想，响亮喊出"半年准备，一年战斗，半年扫
尾，两年消灭血吸虫病"的战斗口号，并大声呼吁，"同志们，兵贵
神速，老百姓等不起啊，早一天消灭血吸虫病，老百姓就少受一天
苦。我相信，有了全国这样大好的政治环境，有我们成功的试点经
验，只要'敢'字当头，只要规划得当，目标一定可以达到！"1956
年 1 月，全县发动第一次"开新填旧"灭螺突击战，李俊九带头夜
战马鞍岭灭螺工地。同年 4 月，全县第四次血吸虫病防治工作扩大
会议对前一阶段防治血吸虫病工作中存在的缺点和不足进行检视。
李俊九主动揽责，打消了一线防治干部的种种顾虑。1956 年 9 月和
1957 年 9 月的两次全县血吸虫病防治工作扩大会议上，针对部分干
部盲目乐观、满足现状等不良倾向，李俊九强调："消灭血吸虫病是
个艰巨细致的工作，也是反复斗争的过程，特别是扫尾工作，更要
求我们以严肃负责的精神切实做好，否则，留下隐患，就有导致前
功尽弃的可能。不达到彻底消灭的战斗要求，我们决不罢休。"面对
部分干部消极畏难的情绪，他悉心引导，加油鼓劲，并指出："工作
上的困难是会不断发生的，但是却吓不倒勇于克服困难的人。我们
要扭转消极畏难情绪，树立和血吸虫病决战到底的思想，哪里发现
有钉螺，就坚决把它消灭在哪里。"针对有的同志计较个人的地位、

待遇，发牢骚说，"给我 33 元钱一月，就干"！他直接回应："我们的工作是有着伟大意义的，我们不是为了几十元钱而工作，我们是为了保障人民的身体健康而工作。"1958 年春夏之交，李俊九力排众议，决定乘胜追击，再次组织 800 多人苦战 30 天进行灭螺补课，吹响了余江全面彻底消灭血吸虫病的冲锋号。

人类同疾病较量最有力的武器就是科学技术，科学家则是掌握武器并播火群众、抗击疾病的关键力量。20 世纪 50 年代初，在中国科学院水生动物专家秉志的"研究生物科学的人，个个都有责任赶快研究并消灭为害人民的血吸虫病"这一爱国为民情怀感染下，昆虫学家、中国科学院学部委员、江西农学院院长杨惟义在考察、指导江西农业生产及农作物病虫害防治，特别是在深入血吸虫病疫情严重的余江、玉山、波阳（今鄱阳县）等赣东地区调研时，格外留意血吸虫病疫情调查，一再强调血吸虫病"是值得重视而急切需要解决的问题"。1955 年，在资料搜集、实地调研的基础上，杨惟义写成《对于赣东一带防治血吸虫病的初步意见》（以下简称《意见》），初步总结了几年来赣东各级党政领导率领群众防治血吸虫病的经验，并从治病救人、管粪、管水、灭螺等方面就全省特别是赣东血吸虫病防治提出了系列指导意见。杨惟义在《意见》中还专门对余江"开新填旧、土埋灭螺"的方法作了择要介绍，认为余江这一"防治血吸虫病的工作能与兴修水利的工程结合起来去做，实在

65

◆ 杨惟义：《对于赣东一带防治血吸虫病的初步意见》

是最好的办法"，建议"这些先进经验，在赣东血吸虫病较严重的地区，应当学习，可以仿照进行"。这篇《意见》后来作为全省血防专业培训班教材沿用 3 年之久。为了人民健康主动开展跨界研究的杨惟义，是年 12 月被选为江西省血吸虫病研究会副主任委员。此后，他一直关心关注着余江防治血吸虫病的工作，亲自写信给余江血防站交流"粪管"经验，手把手指导余江撰写血防经验宣传材料："请你处编写一个二三千字的宣传资料，题目为《消灭钉螺的最好时候》，先说在冬季消灭钉螺的办法，再说明你处如劳改农场国营农场及上下黄村，近年来用此法而得到的效果，钉螺密度减少得怎样，病人减少了多少，举出生动的例子来，好引起各处注意。"

二、使命担当扛在肩

担当精神是中国共产党人的优秀品质。习近平总书记多次强调，干部敢于担当作为，这既是政治品格，也是从政本分。共产党人，就是要强化责任担当，处处率先垂范，特别是在人民需要的关键时刻，要挺身而出、站得出来、豁得出去，不负人民的信任与重托，担当起该担当的使命与责任。20 世纪 50 年代余江防治血吸虫病时期，无疑就是这样的关键时刻。

火车跑得快，全靠车头带。选一位好的带头人对余江血防的重大带动作用在历史上展现得淋漓尽致。1955 年年底，成立党内血防领导小组的工作被提上余江县委会议议程。经过充分酝酿，"满脑袋血防"的县委委员、副县长吴早孙被任命为县委血防五人小组首任组长。他 10 岁开始给地主放牛，直至 27 岁余江解放才摆脱长工身份获得个人解放。新中国成立后，他在余江疫区工作时说："亲眼看到人民群众惨遭血吸虫的危害，使我这颗共产党员的心感到颤抖。"共产党人的使命感使他一遍遍扪心自问，如果不能消灭血吸虫病，解除群众疾苦，"那还要我这个共产党员干什么？"因此，在县委会议表决他担任首任县委血防五人小组组长并常驻疫区指导工作时，他也坚决投了自己一票。他说道："我乐意从事这种艰苦的事业。"第二天一早，和家人简单告别，吴早孙便背着行囊步行 50 多里路赶到了邓埠镇疫区。在驻疫区的 9 个月时间里，吴早孙坚持住在一线、干在前沿，逢会必讲血防，遇事结合血防，哪里的血防工作推不动，哪里有困难，就到哪里去，有时候"一天睡不了几个小时，但劲头都很足"。常驻疫区的吴早孙把"常驻"改成了"常住"，来到疫区后再一次踏上步行回家路，却已是半年之后，34 岁的人头发直接白了一半。直至晚年，回忆过往，吴早孙始终认为自己一生中最有意义的工作，就是给余江血防工作做了一点事情。

和吴早孙一样居功不自傲、谦虚担使命的还有余江一位传奇的中医医师赵海明。赵海明儿时因患小儿麻痹症造成右腿残疾，从此行动不能离开拐杖。但到 1956 年余江上下掀起消灭血吸虫病高潮时，身残志坚的他已通过自己的不懈努力成长为一名中医医师，并在锦江镇开办起了联合诊所。他积极响应党"组织中西医力量"投入消灭血吸虫病战斗的号召，主动请缨研制出千金子消痞丸（亦称苦酸草铁丸），送药上门，巡回救治晚期血吸虫病患者。当年6月开始治疗的8例晚期病人，经23天治疗后腹围缩小16厘米的有3例，缩小12—13厘米的有3例。经30—40天治疗后，8例病人的腹围均恢复正常，为锑剂治疗或切脾手术创造了条件。有一次，着急为患者送药的赵海明不慎跌落水渠，被村民救起后，他首先关心的是给患者的药丸有没有浸到水，而不是自己会不会因此感染血吸虫病。在治疗中，卧床4年不能劳动的患者黎川才与赵海明结下了深厚友谊，盛赞赵海明是"飞天拐子"。县委血防五人小组在相关工作总结中评价赵海明研制的千金子消痞丸，"可一面生产，一面治疗，花钱少服药便，对除腹水功效显著"，"同时做到治疗生产两不误，提高了病床周转率和医护人员的工作效率"。余江取得消灭血吸虫病胜利后，有人提及赵海明为余江血防作出的贡献，他谦虚地说："那时，我是一位中医医师，只做了我应该做的一份工作。"获评江西省优秀共产党员的赵海明，病逝后安葬时，根据其遗愿，随身陪伴的两瓶药之中，一瓶即为千金子消痞丸。

20世纪50年代，余江防治血吸虫病的各条战线上，随处可见的是共产党员模范带头的身影。党的各级领导干部中，紧随李俊九、吴早孙等县领导挥动铁臂银锄的，有誓言"不消灭钉螺，不驱逐瘟神，我死不瞑目"的西畈大队灭螺领导小组组长、支部书记吴喜生，他以基干民兵为骨干，把全乡劳动力编成几个战斗分队，实行分段包干，开展"开新填旧"劳动竞赛，取得全乡消灭血吸虫病和巩固血防的全面胜利，被评为"血防战线上的民兵英雄"；还有西畈乡党支部书记邓树林等一批乡、社干部，主动把自家房子让给巡回治疗组医生住，或用作病房接治患者。血防和水利工作者中，有来余江指导工作"因渡船不能靠岸，就脱掉鞋子，涉水上渡"的知名血防专家苏德隆；有深入实地调查研究，敢于创新、敢于梦想、敢于实

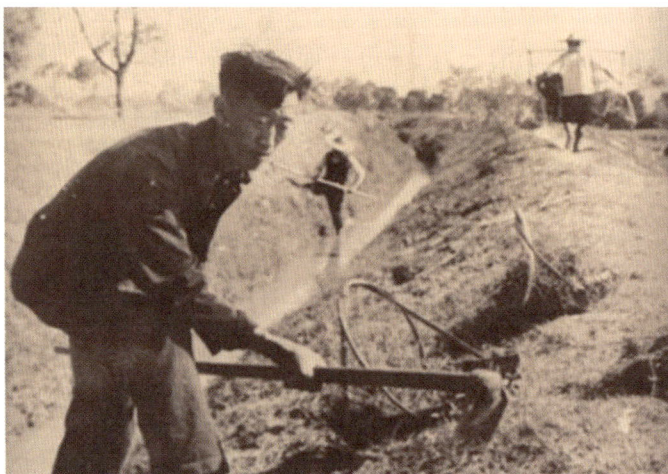

◆ 带领群众灭螺的吴喜生

践，首创"开新填旧、土埋灭螺"方法，首提两年消灭血吸虫病设想，用斗争精神为血防工作开辟新路的血防站站长张东来；有"业务精湛、工作勤勉，被全体医务人员奉为学习好榜样"的省支援中医组医生袁学农；有直言"为了人民健康，血防工作我不干谁干"，安家余江的青年医生李正兰；有凌晨3点多赶赴工作地区，利用清晨至上午10点前便于发现钉螺的时间加紧查螺的上饶地委血防五人小组支援干部邓逢春；有带领粪检小组每天坚持20小时工作，创造日检1800份闪电检粪法，保证治疗工作顺利进行，奋战血吸虫病检验工作30载，培养了24名化验员的血防站检验员甘泉怀；还有经常高筒套鞋不离脚、和衣而卧，随时准备上工地搞测绘、定方案，用技术为灭螺铺路，"百过家门而不入"的水利技术员陈则民。

此外，还有很多基层党员，他们坚决遵照党的指示，积极奔走在田间乡里，宣传党的血防政策、普及防治知识、带头治病打消群众顾虑，彻底打通疫区防治血吸虫病的"最后一里路"。

马荃乡杨柳下陈村很多村民得了血吸虫病，可是村里迷信泛滥，大多数患者认为"死在医院，不如在家等死"。村里有威望的共产党员陈其国通过显微镜亲眼看到导致血吸虫病的幼虫，并在了解基础的血吸虫病防治知识后，便利用晚上的时间，提着马灯，深一脚浅一脚地穿梭于村民家中，动员大家积极查病治病。他还把病人无法照顾的孩子接到家中亲自照看，免去了他们的后顾之忧。有的早期病人认为自己没有病，甚至当医务人员让他们从显微镜里看化验结果时，还认为是医务人员在"变把戏"；有的病人担心治疗期间不能出勤记工分，影响收入；还有的病人觉得农村条件差，治疗不安全。为此，倪桂乡荐头村金自来、杨家车村吴万寿等一批基层党员及家属带头住院，治愈出院后各自动员一些病人一起住院。通过反复的动员，在党员干部的影响和教育下，患病群众才都乐意去治疗。

三、深入群众同战斗

习近平总书记指出，群众路线是我们党的生命线和根本工作路线。我们党的百年历史，就是一部党与人民同呼吸、共命运、心连心，依靠人民不断创造历史伟业的历史。深入践行党的群众路线，就是要做到深入群众、贴近群众、一刻也不脱离群众，就是要"同群众坐在一条板凳上"。在余江防治血吸虫病的历史上，这样的"板凳"有很多很多，最著名的要数荐头村的那一条。

统筹全省血吸虫病防治工作的方志纯，为了准确掌握基层血防状况，在大量调研省内疫区情况的基础上，决定采取"解剖麻雀"的方式，到他20世纪二三十年代曾经战斗过的余江作蹲点调研。下乡时，方志纯经常脚穿一双旧布鞋，腋下夹一把油纸雨伞，走东村，串西巷，一走就是一整天。在田间，他和老乡们一起卷起裤腿下田干活，很自然地同群众打成一片。在了解到余江结合兴修水利找到适合自己的消灭血吸虫病的好方法，并取得显著成效时，方志纯的兴奋之情溢于言表，写成一首《消灭钉螺歌》：

> 消灭钉螺齐动手，血吸虫病绝根由。
>
> 用火烧来用药杀，钉螺个个命难留。
>
> 开挖新沟填旧沟，裁弯取直水畅流。
>
> 钉螺打坑深埋葬，不灭干净誓不休。
>
> 沟渠草泥常挖净，入窖积肥保丰收。
>
> 滨湖草地勤开垦，抢种粮油是良谋。
>
> 藏螺水田改旱种，人畜安全不担忧。
>
> 粪便经常管理好，病虫繁殖无自由。
>
> 苦战三年钉螺灭，地增粮棉人增寿。
>
> 血吸虫病消灭尽，伟大壮举传千秋。

这首歌相继发表在《江西日报》《人民日报》上，大大鼓舞了疫区干部群众和血防工作者消灭血吸虫病的士气。1958年5月，方志纯在余江主持召开根除血吸虫病庆功大会和全省血防工作现场会期间，陪同省内外专家在荐头村检查时，与村民们坐在一条板凳上亲切地拉起了家常。原来荐头村兴旺时有500多人，号称荐头府，但50多年间，血吸虫病猖獗，到新中国成立初仅剩8户24人，土地

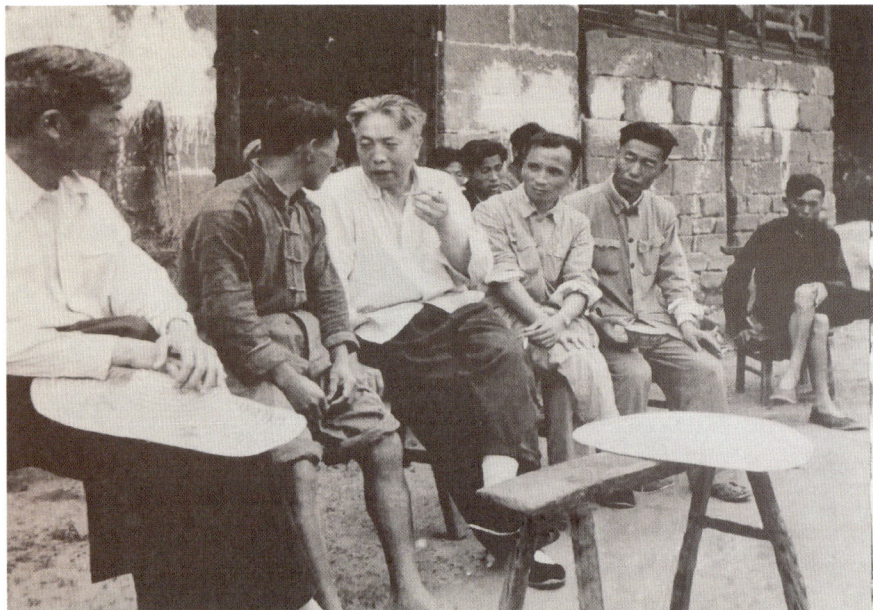

◆　1958年，江西省委书记方志纯（左三）与治好了血吸虫病的农民交谈

改革时该村划为一个小组。消灭血吸虫病后，外迁的村民搬回来了，村里又有了 24 户 54 人，开始兴旺起来。方志纯风趣地说，现在变了，将来还要变，恐怕又要变成荐头府了。一条板凳拉近的不只是身体之间的距离，更展现了党的领导干部与寻常百姓心与心之间的亲密。

　　吴早孙担任县委血防五人小组组长时，为了灭螺、粪管等工作方便，他先后住在马岗乡下黄村、蓝田畈张家滩村和弓塘乡小麦湾周家村的群众家中，一条凳上畅聊、一口锅里吃饭，是再寻常不过的事了。没有真正把群众当作亲人、为人民谋幸福的初心，没有"一定要消灭血吸虫病，让群众过上好日子"的使命与担当，是做不到的。

　　"开新填旧、土埋灭螺"是余江消灭血吸虫病行之有效的方法。看似简单的挖渠填沟埋螺，除却科学规划、准确测量和严格的技术标准外，对 20 世纪 50 年代全靠人力劳作的余江农村来说，最需要的就是大量肩挑臂扛的人力付出。沉浸在人身解放喜悦中的数万名勤劳朴实的余江人民，认准共产党、坚定跟党走，三年间开赴一处又一处灭螺工地挖渠填沟。同时，他们惊奇地发现，陪伴他们一同战斗的，不只有熟悉的村、乡级党员干部，县委书记、县长竟也在工地上又挖又挑，和他们没有两样。1956 年 1 月的马鞍岭灭螺工地，新店、洪湖的群众决心奋战一夜，填平山两边两口满是钉螺的大水塘。正值寒冬腊月，天寒地冻，夜战刚开始，李俊九、吴早孙就来到工地，脱下棉衣，抓起铁镐，加入群众挖山填塘的队伍中。忽明忽暗的马灯，照着县委书记、县长和广大群众满头大汗的脸庞。不多时，书记、县长和大家一起劳动的消息在工地上传开了。尽管夜风越吹越冷，但大家却越干心里越热乎。同在工地上的洪岩区副区长舒享茂记录下了两位老乡的一段对话。一位老乡说："县长不就是县太爷吗？"另一位说："是呀，世道变了，县太爷也不同了。""可不是，旧社会的县太爷，出门骑马坐轿，前呼后拥，气派大咧！如今的县太爷呀，跟我们作田（耕田）人一个样！"就这样大约干了三个小时，就铲平了一个山包，填平了两口水塘。"县太爷跟作田人一个样"体现了余江党员领导干部深入践行群众路线，与群众齐心协力、干在一处的优良作风和爱民为民的宝贵品质。

粪便管理是在余江开展得比较早的一项血吸虫病防治工作。1953 年，省血防所迁来邓埠镇时就在上黄村、国营邓家埠农场开展了"合厕分储"和"三窖轮储"试点，取得了一些成功的经验。

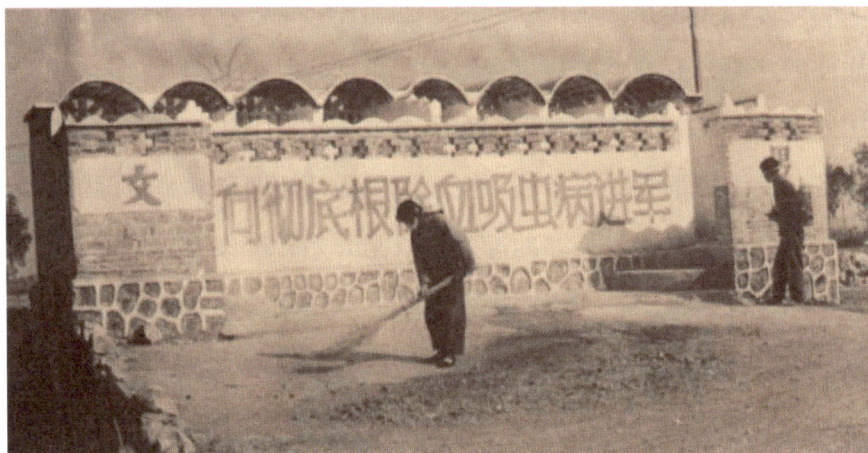

◆ 血防公厕

1956 年大规模开展防治血吸虫病运动时，县委原计划全部废除私厕修建公共厕所，并在弓塘、马岗等处进行了一些试点，崭新的厕所一度让试点周边村庄群众心生羡慕。恰好时任省委血防五人小组组长的吕良来余江调研血防工作，他在深入试点农村考察新建厕所后，敏锐提出"花钱多""建造时间长""根据当前农村经济情况不易推广"等重大问题。根据试点村群众的反映，县委也发现了大规模建厕的隐忧：一是不经济，每个厕所除人工费外还需材料费 70 多元，社员负担不起；二是农村住宅分散，公共厕所过于集中，反而给群众造成不便；三是粪窖过大，储存时间过长，不能很快地管好。马岗不成熟的建厕试点工作还导致了因社员不满新建厕所，不便利群众，拒绝付款，乡政府无法开支，拖欠邓埠镇建筑队工程款的事件，最终于第二年在县委血防五人小组的统筹下这个问题才得以解决。看似并不复杂的修建厕所工作，也离不开扎实走好群众路线的护航。余江县委及时听取多方意见建议，修改原定计划，确定了以节约经济、便利群众为原则，以达到新粪不下田、杀死血吸虫卵为目的，宜厕则厕、宜窖则窖，采用新建、改造、废除相结合的办法顺利开展了粪管工作。至 1956 年 8 月，余江疫区粪管达到 70%，新建厕所仅 51 个，改建和修理简便厕所 298 个，为疫区防治血吸虫病打下了坚实基础。

第三节

牢记宗旨为了群众

　　一切为了群众，是我们党一切工作的根本出发点和目的。习近平总书记反复告诫我们党和全体党员，要始终坚持一切为了人民。20世纪50年代余江消灭血吸虫病的人民战争，无论治病还是"两管一灭"等工作，一切以疫区群众为中心，坚持从疫区群众的角度来想问题、办事情，不放弃一位病人、不放过一只钉螺。余江血防站、组竭尽所能为疫区群众办实事、解难题，用防治血吸虫病的实际行动践行了一切为了群众的理念。

一、不放弃一位病人

生命重于泰山，人民生命高于一切。习近平总书记指出，人的生命是最宝贵的，生命只有一次，失去不会再来。在保护人民生命安全面前，我们必须不惜一切代价，我们也能够做到不惜一切代价。救治每一位血吸虫病患者是坚持生命至上的必然要求，也是消灭血吸虫病的应有之义。

1953 年 9 月，省血防所在邓埠镇设置住院部后，余江开始了血吸虫病患者的治疗工作。受限于当时较为单一的锑剂注射治疗手段，省血防所一般以接治体征较为平稳的早期病人为主，而对迫切需要救治的脾腹严重肿大的晚期病人因无法消除腹水、有效控制体征，很少接治。这既使医生备感无力，更令患者和群众感到疑惑和不满。省血防所在 1953 年的一份总结中这样写道，群众"认为我们本事不好，大肚子不治，肚子未大的又要治，这点给我们工作进行中或多或少起了些障碍"。1955 年年底，中央明确提出防治血吸虫病要注重发挥中医作用后，余江也于 1956 年开始探索中医药治疗改善体征、锑剂注射杀灭血吸虫的中西医结合治疗晚期病人的科学方法，这才"克服了过去拒绝收治晚期病人的现象"。吴早孙在 1956 年 4 月余江县第一次党代会上所作的关于防治血吸虫病工作的发言中也曾指出："过去对于晚期病人缺少办法，往往拒绝收治，引起群众不满。现在发挥了中医力量，腹水可以消除，晚期病人也可以治

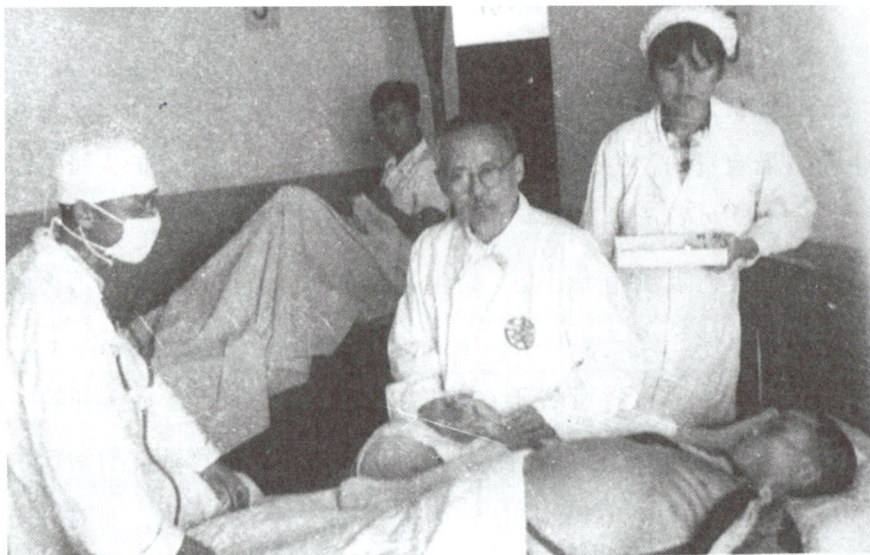

◆ 中医医师徐祖礼（左三）为血吸虫病患者诊治

好了。"广丰籍中医医师徐祖礼、东乡籍中医医师饶青山、余江县中医医师赵海明和省支援中医组中医医师袁学农等先后参与到余江晚期血吸虫病患者的救治工作中来。治疗药方是"八仙过海，各显神通"，他们各自使用自己配制的中药方，如徐祖礼的海地龙、九转灵丹＋针灸，饶青山的消痞散，赵海明的千金子消痞丸，袁学农的茴香消痞丸和王氏厚朴散，均在消除腹水方面取得了较为显著的疗效，为患者后续接受锑剂注射或切脾手术打下了良好基础。至 1958 年，余江共采用中医药治疗晚期血吸虫病患者 225 人。

贫困是困扰余江疫区血吸虫病患者救治的又一难题。1954 年 9

月前，血吸虫病治疗免收医药费。但在日渐增高的治疗费用面前，相对薄弱的地方经济使得免费治疗难以为继。9 月起，按照江西省规定，血吸虫病治疗医药费用统一按每人每月 4 元收取，除非"经济特殊困难确无力负担药费经取得证明者免药费"。经余江血防站核算，晚期病人疗程一般要 2—3 个月，治疗费用比早中期病人要多三四倍，每人平均要花费 15 元左右。此外，按 20 天疗法一个月治疗周期计算，一般患者每月需 4.5 元伙食费，但晚期病人在治疗期间还需要补充营养，每月伙食费需 15—18 元，因此整个治疗期间需要 30—50 元的伙食费。新中国成立初期的余江疫区，群众生活条件普遍较差，患上血吸虫病更是雪上加霜，有人甚至因此妻离子散，几元钱的医药费、伙食费阻碍了不知多少患者的求医路。1955 年 12 月，为切实解决贫困患者治疗难题，《中共江西省委批转省卫生厅分党组关于今冬明春开展血吸虫病防治工作的报告》进一步明确指出："确系贫困无力负担医药费者，经区乡介绍证明可酌情减免收费。"余江各单位认真贯彻省委文件精神：血防站针对不同患者采取全收、减半、免收或缓缴的方式，确保患者不因贫困耽误治疗，全力救治每一位患者；民政部门拨付社会福利救济费解决贫困患者入院生活困难问题；乡、信用社、农业社或生产队有的预支现款代交伙食费，有的发放生活贷款，有的给予工分补助，全力支持患者入院治疗。根据档案资料显示，1956 年 4 月治疗出院 254 人，医药费 80% 是缓缴记账；1—8 月治疗出院，并经各乡、社民主评定的 650 人中，全收占 49%、半收占 28.8%。各地收减的比例，由于生活条件不同而差异很大：弓塘社生活比较富裕，全收占 83.4%，半收占 2.1%，免费占 14.5%；瑶池乡三年连遭水灾歉收，全收的只占 14.2%，半收的占 47.5%，全免的占 38.3%。1957 年第一季度，弓塘社给治病社员预付 1197 元，协助解决了患者的住院伙食和家庭生活困难问题。1956 年 5 月 2 日，县委血防五人小组专门就解决贫困患者医药费、伙食费问题呈报县人委，请求银行贷款 1000 元，解决血防站因无法收齐医药费导致的医药购置费短缺问题；请求民政部门拨给社会救济 1350 元，以解决贫困患者生活困难问题。民政部门积极回应，于 1956 年拨出 10% 的社会福利救济经费，解决了 212 人的入院生活困难问题；1957 年上半年再拨出 1200 多元，解决了约 30% 住院病人的生活困难问题。1957 年 11 月 23 日，县委血防五人小组再次就晚期贫困患者伙食费问题呈报县委，请求年内解决 30 个晚期病人伙食费 1000 元。

持续开展病情调查，准确掌握患者数量，是确保每一位患者都能得到救治的前提。为此，自 1953 年 4 月省血防所迁来余江后，每年坚持开展病情调查，以彻底摸清全县患者数量。从 1953 年粪检 1702 人、阳性 166 人，至 1956 年粪检 9221 人、阳性 2057 人，查出新病人 1809 人，粪检及检出阳性人数、查出新病人数三大数字逐年攀升。此后，在全县大力防治下，1957 年、1958 年粪检大幅提升至 11828 人、40991 人的同时，阳性和查出新病人人数逐步下降至 1478 人、726 人与 1048 人、423 人，标志余江防治血吸虫病人民战争拐点的到来。至 1958 年年底，全县累计查出血吸虫病人 4750 例、治疗 5819 人次。

有个别患者因思想不通抗拒治疗，基层干部和血防工作者便不厌其烦地上门动员，三五次是普遍现象，马岗乡一位芦姓患者经社主任、乡长、血防干部 14 次反复动员终于做通思想工作同意入院治疗。还有的患者家中确有实际困难，如马荃乡陈清太查出患病时，因家中老的老、小的小，老婆又在产期，不愿入院治疗。血防站护士胡克决定帮助病人解决实际困难，主动承担起陈家每天担水、劈柴等家务，用实际行动感动了陈清太，并带动了一批病人入院接受治疗。1957 年 11 月，14 位晚期病人在余江难以获得有效治疗，县委血防五人小组将该情况呈报县委，请求省、专区予以协助救治，确保不落下一位确诊患者。

二、不放过一只钉螺

螺情就是疫情。血吸虫病与钉螺之间的紧密联系，决定了消灭钉螺在防治血吸虫病全局中的重要地位。钉螺身小且繁殖迅速的特点，注定了灭螺任务的艰巨性和与钉螺斗争的长期性。余江以不放过一只钉螺的信念，数十年如一日坚持螺情调查，科学施策全面灭螺，为消灭血吸虫病和巩固血防成果打下了坚实基础。

血防工作开展伊始，余江与全国其他地区一样，对治疗的重视远大于预防。随着防治运动的深入，特别是疫区愈后患者反复感染治不胜治的事实和首次灭螺突击战后因灭螺工程一优一劣导致马岗、弓塘两地感染率差距悬殊的鲜明对比，使人们清醒地认识到灭螺在整个血防工作中的重要地位，也更加重视螺情调查对血防工作成效的指导作用。

余江不间断地进行螺情抽查、普查和群众报螺等各式调查，除不时新发现有螺沟渠、水塘外，填埋的旧沟和新开沟渠也偶有钉螺发现，进一步证实了疫区螺情的复杂性。1954 年至 1958 年，余江相继调查测量出有螺面积 50101 平方米、197565 平方米、451826 平方米、196082 平方米和 64819 平方米，累计 960393 平方米。其中，有螺水沟 355 条，面积 651974 平方米，占 67.89%；有螺水塘 516 口，面积 122738 平方米，占 12.78%；有螺晚稻田面积 185681 平方米，占 19.33%。连续的螺情调查为各年"开新填旧、土埋灭螺"、铲草积肥、水田改旱地和藕塘改鱼塘等灭螺运动的开展提供了翔实可靠的数据支撑。

1957 年，余江实现基本消灭血吸虫病。中央血防九人小组实地调研后，充分肯定了余江防治血吸虫病的成绩、"开新填旧、土埋灭螺"的方法和"刨土培塘堤、藕塘改鱼塘"的技术创新，并勉励余江"继续努力，力争彻底消灭"血吸虫病。为实现彻底消灭血吸虫病目标，1958 年 4 月 1 日，县委血防五人小组扩大会议发出"乘胜追击、苦战 30 天，全面彻底根除血吸虫病"战斗号召。当时有人提出疑问，遗留问题不过是 30 多位病人，13000 平方米残螺面积，问题不大，何须开大会，发号召，小题大做呢？对此，李俊九语重心长地说：吃饭很难不掉一粒米。但灭螺的事非同小可，留下一个钉螺就是留了一个病根，就是对广大疫区人民的严重威胁。不要局限于已知的 1 万多平方米的有螺面积，要全面检查、全面围剿，人人动手、个个关心，发现敌情、立即报告，该填的填、该埋的埋，有多少钉螺就要消灭多少，保证不让一个钉螺漏网。"留下一对螺，白开一条河"，一句朴素的田间诗，道出了余江广大干部群众彻底消灭钉螺的坚定信念。就这样，余江上下以"追穷寇"的锐气，投入为时一个月的灭螺扫尾战，最终赢得了全国消灭血吸虫病的"第一面红旗"。

1958 年以来，余江利用专兼职查螺队伍每年坚持螺情调查，至 1983 年累计发现有螺面积 14705 平方米，其间，虽不时有残螺发现，但都及时予以消灭，所获钉螺经解剖大多为"阴性"。其后每年均没有钉螺查出。在数十年的查螺工作中，余江还涌现了以邓梅仔为代表的一批先进模范人物。身为血防题材电影《枯木逢春》中

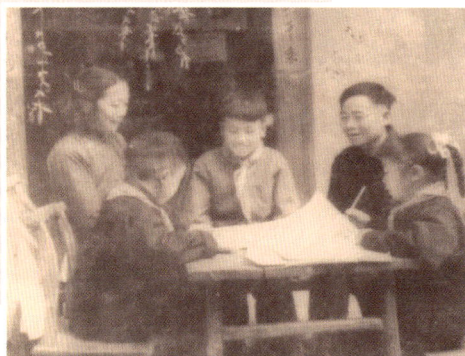

◆ 邓梅仗夫妻俩在辅导子女学习

"苦妹子"原型的西畈乡港边村邓梅仗，夫妻同患血吸虫病，婚后八年未生育，致使家庭不睦。1956年，邓梅仗血吸虫病治愈后，第二年怀孕，成为全村第一位怀孕生子的血吸虫病治愈患者。此后，她主动担任查螺组组长。每年两个查螺的季节，她总是专找那些不好走、不好蹲的地方，弯着腰、低着头，扒开草兜、松土，认真仔细查找，数十年如一日，虽然年年查螺没有发现钉螺，可她仍然坚持"把死虎当活虎打，无螺当有螺查"。查螺员刘金秀为了摸清村外小河两岸杂草内是否有深藏漏网的钉螺，岸陡下不去，就搭梯子爬下去；草深看不清，就用手逐片拨开杂草荆棘。她们共同坚守着一个信念：不放过一个残存钉螺，不让"瘟神"再坑害人民。

三、不怕苦深入村组

党员干部如何造福于民，关键在于全面了解人民需要。习近平总书记深刻指出，哪里有人民需要，哪里就能做出好事实事。余江在救治血吸虫病患者的实践中，一切从便利群众出发，认真贯彻上级"化站为组"要求，不怕苦、不畏难，坚决推行站、组结合方式，极大方便了广大患者，极大增进了血防工作者与疫区群众的感情，为践行人民至上理念提供了生动注解。

　　新中国成立初期的余江，百业凋敝，整个县委最初的代步工具是仅有的两辆自行车。加之疫区农村大多交通不便，李俊九、吴早孙等下乡调研、中央血防九人小组专家苏德隆深入疫区考察指导、省及专区支援医疗队带医药器械进村治疗都是步行，群众出行更是全靠脚力。起初，全县仅有血防站住院部接治血吸虫病患者。尽管从地理位置来看，血防站所在的邓埠镇基本处于疫区中心地区（靠近信江的瑶池乡除外），但以当时 20 天疗法一个月治疗周期计算，患者赶往站部治疗一般需要自带食米 37.5 斤、柴火 60 斤以及饭碗 2 个。百斤负重且要步行，对于健康的人来说都不是一件容易的事，更何况惨遭血吸虫病戕害的患者，特别是肩扛两斤锄头下田都想歇脚的晚期患者，更是难以成行。恰逢省委血防五人小组提出了各地血防站"化站为组，深入农村，以村为单位"的收治办法。方志纯深以为然，并强调，要一切从便利群众出发，方便几十万病人，而不是方便我们一千几百名工作人员，这一观念必须明确。他说，不要把消灭血吸虫病的工作单纯看作是一项医疗工作，也要把它看作是一项群众工作。如果我们将防治队伍变成工作队，深入到每一乡、社、村进行工作，我们就可以做很多的事情，可以从生产及生活当中进行宣传教育和组织群众的工作。

1956 年起，余江根据自身实际，在保留血防站住院部的基础上，抽调站内人员配合省、专区和本县支援队伍组成治疗组，采取站部治疗与下乡驻村、就地收治相结合的方式，为患者就近治疗提供方便。至 1958 年，以省级支援的医务人员为主，先后组织临时性治疗组 10 多个，配备医生、护士、检验员 130 多人，巡回驻村，就地治疗。其中 1956 年 3 月至 6 月，组织 5 个治疗组，每组 8 至 10 人，分驻马岗乡上黄村、西畈乡上畈村、弓塘乡小麦湾周家村、邓埠镇和瑶池乡祝家村。1956 年 12 月至次年 3 月，组织 3 个治疗组，每组 10 人左右，进驻弓塘乡宋家村、马岗乡上黄村和国营邓家埠农场。1957 年冬至 1958 年春，由省、县医护人员组成 5 个小型治疗组，其中一个中医组，分别下到弓塘、马荃、邓埠等乡镇巡回驻村治疗。此外，上饶专区第一血吸虫病防治站也以治疗组的形式，深入瑶池、国营邓家埠农场等地开展治疗工作。根据统计，1956 年 1—8 月，余江共收治病人 1333 人，治疗出院 1267 人。其中，5 个省直支援组收治 740 人，治疗出院 720 人，退院 20 人；专区支援组收治 84 人，治疗出院 79 人。省、专区支援组在有限时间内收治及治疗出院病人比例占到 8 个月总数的 61.8% 和 63%，极大地加快了余江血吸虫病患者的治疗进程。新店乡金财方深有感慨地说，共产党处处为人民，土改分田分地，挖了穷根，现在又消灭血吸虫病来挖病

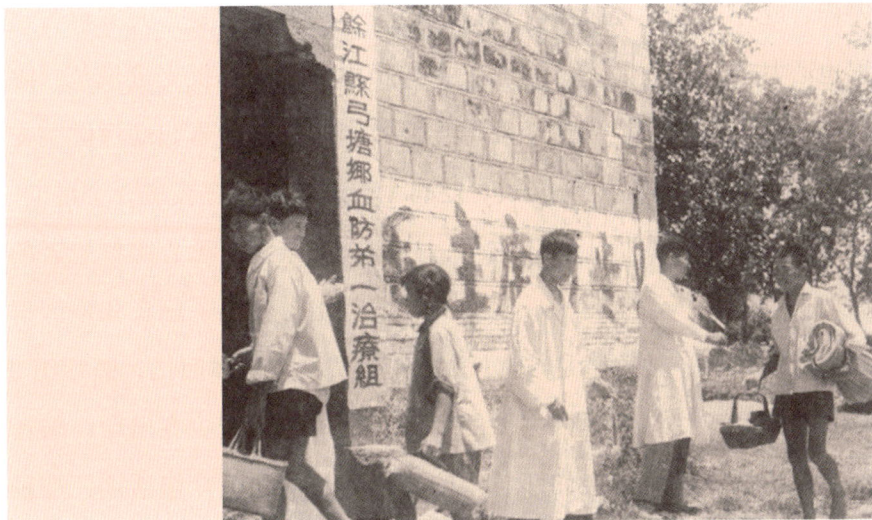

◆ 余江弓塘乡血防组积极收治血吸虫病患者

根，使广大人民群众永远摆脱贫困与疾病，走向美满幸福的社会主义生活。

在治疗上，名为酒石酸锑钾的静脉注射锑剂药是当时唯一有疗效的对症药，但导致血管硬化的副作用也非常突出，所以入院治疗的血吸虫病患者都不敢摔跤，怕把血管摔裂了。该药注射时须非常谨慎，不可注射在血管外，否则容易引起病人剧痛，甚至组织坏死。一般20天注射，外加观察一周为一个疗程。这就需要医护人员通宵达旦守护在病人身旁，密切注视因药物副作用导致的不良反应。当时，医生、护士都有这样的体会，接收一批病人的锑剂治疗，睡不安稳，吃不香甜，要掉好几斤肉。但为了病人的康复，大家再苦再累也心甘。余江血防站、组的医护人员中涌现了一批先进模范：除袁学农外，还有深夜出诊至邓埠，挽救产妇生命的省妇幼保健院支援医生胡鹏梅；工作热心负责，吃苦耐劳，连续值守夜班 3 个星期，白天仍继续工作的护士长陈志华；视病人为亲人，悉心照料患者的护理员刘韵芬、潘金爱……他们的真情付出，获得了患者和疫区群众的深情爱戴，被称赞是"人民的好医生"。邓树林回忆，医疗组 3 个月的治疗工作结束返回县城的那天，全村男女老少齐出动，敲锣打鼓，热情欢送，乡亲们怀着依依不舍的心情和医疗组话别，那种难舍难分的情谊至今使人难忘。

第三章

因地制宜　科学引领

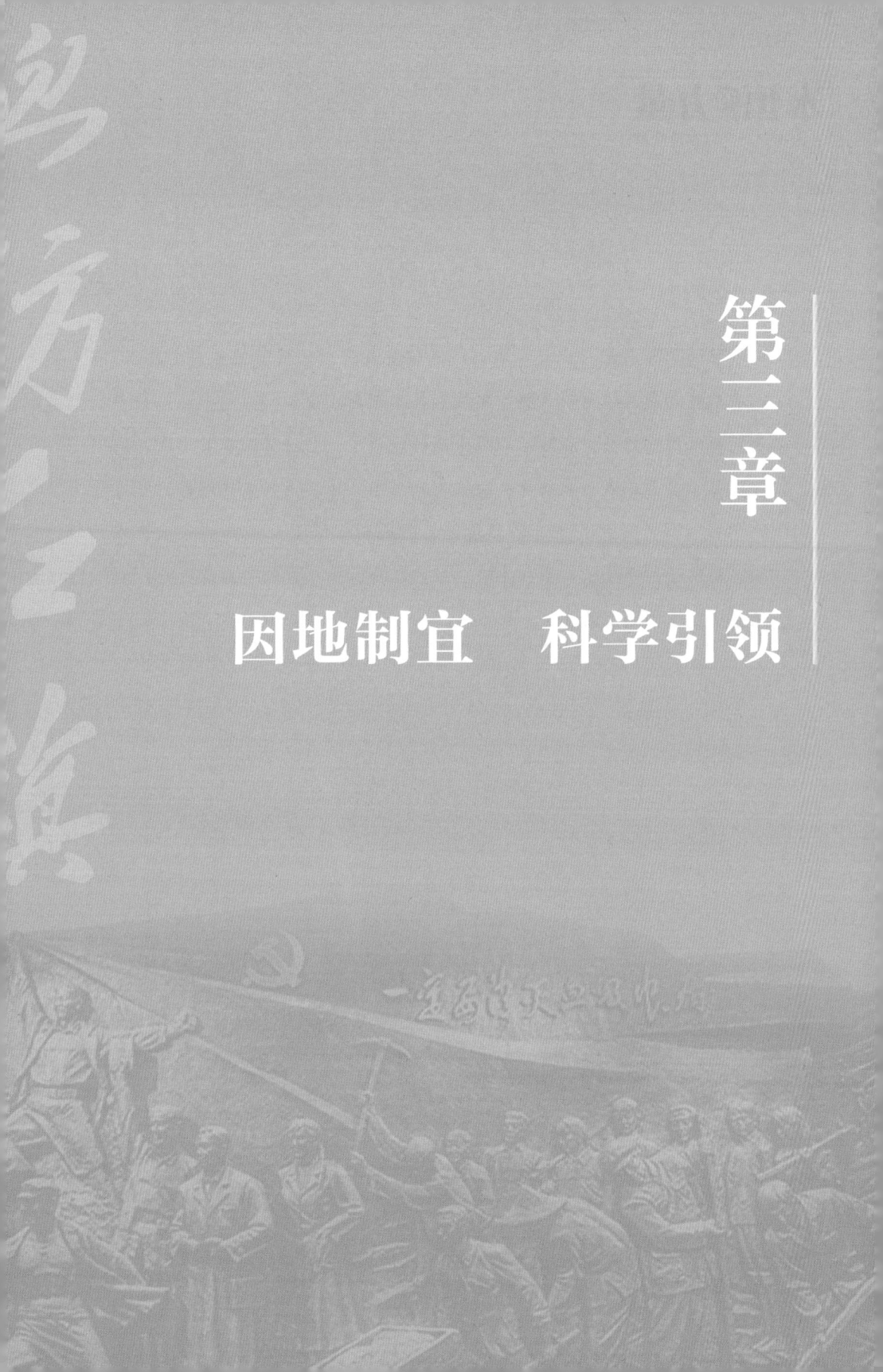

习近平总书记指出，人类同疾病较量最有力的武器就是科学技术，人类战胜大灾大疫离不开科学发展和技术创新。余江作为新中国第一个消灭血吸虫病的县，在防治血吸虫病的过程中，坚决贯彻中共中央、国务院关于消灭血吸虫病的重大决策，及省委、地委系列工作部署，坚持科学引领，充分立足自身实际情况，因地制宜探索血吸虫病防治新办法、新路子，开展了一系列卓有成效的工作，彻底根除了血吸虫病，创造了中国医学史上的奇迹。

第一节

科技映照前行

　　科学与迷信的较量是血防战线上的第一场重要交锋。习近平总书记指出,科学普及是实现创新发展的重要基础性工作。在余江消灭血吸虫病的战场上,血防科学知识的普及是系列防治工作顺利开展的前提和基础。余江通过大力开展血防科普工作,冲破了束缚疫区群众的封建迷信思想牢笼,坚定了大家战胜血吸虫病的信心和决心,为余江放手开展血吸虫病防治工作扫清了障碍。

一、蒙昧认知苦难重

在旧中国，由于科学知识普及程度较低，血吸虫病在余江人民心中蒙上了一层厚重且神秘的面纱。人们根本不了解血吸虫病产生的真实原因，也不相信血吸虫病能够被治好和被消灭。他们大多把血吸虫病的发生流行与鬼神想象结合在一起，认为神仙来了也难以治好"大肚子病"。全县上下笼罩着一股愚昧无知、惧怕"瘟神"的落后气息，各类封建迷信活动十分盛行，可谓是无孔不入、泛滥成灾。这些迷信活动不仅浪费了大量的人力、物力与财力，还严重阻碍了血吸虫病的防治，给余江人民带来了巨大的痛苦和灾难。

余江关于血吸虫病的迷信传说大多与"狮子岩"相关。狮子岩，旧名洪岩，位于白塔河中游东岸，因其形类狮子而得名。据清朝同治版《安仁县志》记载："洪岩形类狮子，其岩临溪，顶趾俱石，相传晋仙张徽修炼其中。"明朝嘉靖年间，当时的知县在狮子岩旁边开凿了一条引水渠，沿渠可以灌溉上万亩水田。引水渠修好后，远远望去，白塔河的水便像是从狮子口中汩汩流出的。此后多年，引水渠年久失修，大部分渠道淤积严重，杂草丛生，正好是钉螺孳生的最佳场所。民间广泛流传，狮子岩乃是"仙狮"所化，因凿岩引水伤害了它，便流出血水，使人们患上"大肚子病"。人们普遍将其视为血吸虫病的根源、灾难的化身。因为这个荒诞的传说，余江县多年来只有患病人数的增加，而很少有外来人进入。与之类似的迷信传说在余江还有不少。它们严重扭曲了人们的思想观念，导致人们沉浸在迎请叩拜各路牛鬼蛇神之中，希望得到神佛的庇佑，进而解除身上的病痛。

位于狮子岩以下的几十个村庄，原来是人丁兴旺、土地肥沃的好地方，但由于"瘟神"肆虐，人口日渐凋零，大片村庄被毁，大量良田荒芜。人们不了解疫病发生的真实原因，只得求天保佑，求神庇佑，便陆续建造了赵家庙、安山庙、下张庙、马岗庙、龙岗庙、胡家洲庙、万民安庙。最不可思议的是，在狮子岩上的一块凹地上，人们还建造了一座庙宇，命名为"保安寺"。但凡有人生了"大肚子病"，免不了要到各个庙宇去拜菩萨。结果是菩萨拜了不显灵，接连有人患上"大肚子病"，且不断有人因此病死去。为了兴建庙宇，人们在忍受苛捐杂税的同时，还不得不拿出所剩无几的一点积蓄捐资出力，可换来的却是病情越来越重、日子越过越艰难，仅存的希望也彻底落空。在这样的社会环境下，老百姓的生活愈发贫病交加，死的死、走的走，社会经济日益凋敝衰败。在新中国成立前，余江的一些村庄已经是杂草丛生，野兽出没，无人居住。曾经的蓝田畈万民安张村就有一首民谣，道出了其中说不尽的辛酸苦楚：

> 提起"万民安",叫人肝肠断；
>
> 一家二三口，面黄肌又瘦。
>
> 修庙为安民，菩萨不显灵；
>
> 十室九室空，野鬼伴庙堂。

　　这首民谣不仅是"瘟神"横行的真实写照，更突出地反映了迷信思想给余江人民带来的深重苦难。迷信思想不仅无助于人们身体的恢复，更影响了正常的社会经济秩序。广大人民群众的生产生活无不充斥着苦涩与无奈，有的甚至是绝望。

◆　1949年前，余江县马岗乡油榨底倪村破败不堪的景象

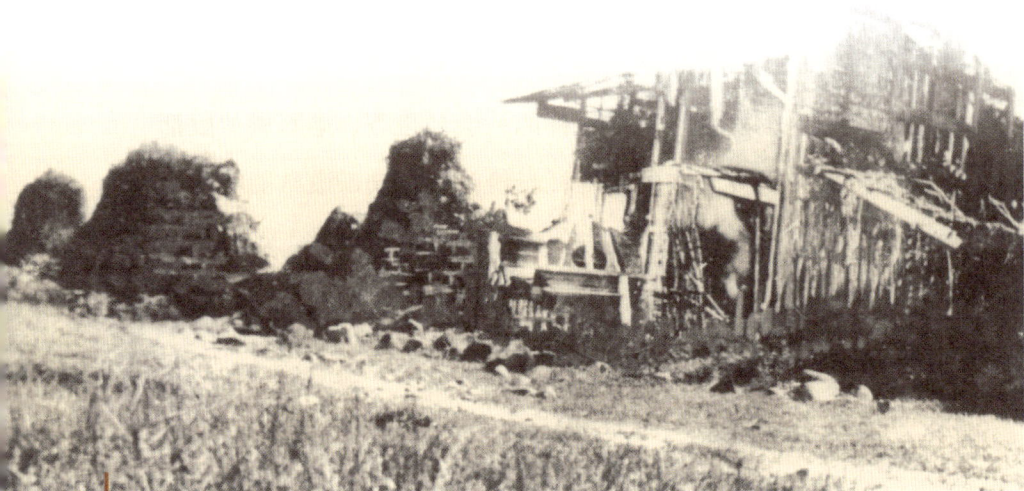

　　除了兴建庙宇以求慰藉之外，不知从何时开始，余江还刮起了"祭港"之风。人们普遍相信得"大肚子病"是因为喝了狮子岩的水，而水在迷信传说中属于龙王管辖，于是便请道士画符驱邪，以求龙王把坏水冲走，保佑万民平安。后来，这类请道士画符驱邪的习惯便慢慢演变为"祭港"活动。这些迷信活动往往都花费巨大，而且根本无助于患者病情的好转，本质上是封建迷信势力对余江人民的欺骗劫掠，造成余江民生愈发惨淡艰困。村民金龙华因父亲得了"大肚子病"，求神拜佛无效后，便把家里仅有的两亩田卖掉，用所得的钱"祭港"。可是，龙王爷并没有把他父亲的腹水化掉。结果是地卖了、钱花了，他的父亲仍然死了。毫无疑问，这些封建迷信活动给余江人民戴上了沉重的枷锁，造成了一桩桩说也说不尽、道也道不完的悲惨往事。

　　由于缺乏对血吸虫病的科学认知，人们在求神拜佛无用之后，又把希望寄托在江湖郎中的"灵丹妙药"上。这些江湖郎中一般都抓准了病人"病急乱投医"的心理，纷纷趁火打劫，谎称能够治愈血吸虫病，致使很多处于迷茫混乱状态的患者上当受骗。结果是钱也花了，疾病却未能治好，有的人更因此丧命。

　　血吸虫病的肆虐固然严重危害了人民的身体健康，导致疫区农村民生凋敝、田园荒芜，给人民生命、生活、生产造成了诸多不利影响。但是，对血吸虫病的蒙昧认知，尤其是封建迷信思想的桎梏，更给余江社会经济发展造成了严重损害，可谓是雪上加霜。这对余江人民来说不啻是"二次创伤"。

二、血防科普启民智

科学是破除迷信思想和愚昧无知最有力的武器。长期以来，余江人民被迷信思想束缚，有着很重的思想顾虑。有些迷信思想严重的群众甚至不认为钉螺是传染血吸虫病的媒介，得不得血吸虫病是"天意"和"命里注定"。政府动员他们去消灭钉螺，他们却说，快要死的人了，也该积点德，别再去残害生灵；要求他们送检大便了解病情，不是故意送个石头，就是找干部麻烦，更有甚者骂干部是"吃屎干部"。不少基层干部也和群众一样，对消灭血吸虫病没有信心，认为"钉螺又多又小，等消灭掉，人也死光了"，觉得"叫做就做，行不行鬼知道"。为了使余江人民尽快从封建迷信思想的桎梏中解放出来，科学认识血吸虫病，余江充分立足当地实际，积极开展宣传工作，创造性地开展了一系列生动活泼、富有特色的血防科普活动，广泛通俗地讲解有关防治血吸虫病的科学知识和技术知识，不断提高人民群众的思想认识，让科学之光照进余江。

新中国成立初期，余江经济社会发展较为落后，人民的文化水平普遍较低，识字率不高，文盲相对较多。如何在这样的社会环境中开展血防科普工作，是摆在血防工作者面前的一道难题。据江西省血吸虫病防治所的工作人员回忆：农村文盲多，文字宣传看不懂，血防工作者口头宣传讲什么毛蚴、尾蚴，群众越听越糊涂。为了提高科普效果，扩大宣传面，余江积极创新科普方式方法，采取文字与图片相结合、口头讲述与实物展示相结合的方法，经常上街下乡宣传演出，利用集日、节日或物资交流大会的机会，举办规模较大的血防展览，用群众喜闻乐见的方式宣传血防科学知识。在宣传活动中，工作人员充分利用留声机、幻灯机、显微镜等设备吸引男女老少都来听"洋戏"、看"土电影"，不断扩大宣传面。同时，工作人员还把抓来的钉螺和群众送来的粪便，在集镇上当众用显微镜检查，让群众亲眼看到钉螺里的尾蚴以及自己粪便里的血吸虫卵，告

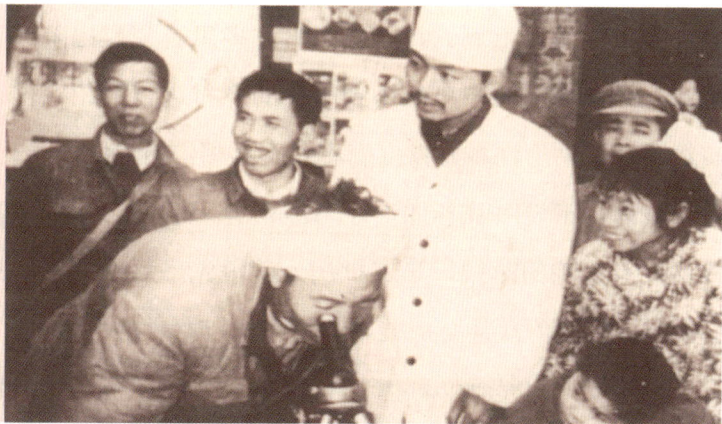

◆　群众从显微镜里观看尾蚴和血吸虫卵

诉他们正是这些肉眼看不见的害人虫让人们患上了血吸虫病。许多群众看到了显微镜中的尾蚴后，当即表示："要极力避免和疫水接触，以免得血吸虫病，妨害身体健康，影响工作。"有的群众还主动回乡宣传，动员乡里乡亲一起送粪便来进行检查。

血吸虫病在余江流行期间，也有人想过办法，求过医、吃过药，却只见病人死没有病人好，只见病人增多不见病人减少。因此，人们普遍不相信血吸虫病能够被治好，对防治工作抵触很大。针对上述社会心理，省血防所迁驻余江不久，便开始收治血吸虫病人，在病房里积极开展血防科普。每一批新病人入院，省血防所便将其分成若干个小组，指派护理人员读报纸讲时事，讲解血吸虫病的传播途径及防治知识，并组织病员们座谈讨论。患者通过住院治疗，不仅治好了血吸虫病，恢复了健康，而且懂得了不少时事政策，学到了许多防治血吸虫病的科学知识。许多患者痊愈出院后，纷纷现身说法，结合自己的亲身经历到所在的乡村进行介绍宣传，取得了实实在在的效果。许多血吸虫病患者不再相信所谓的"灵丹妙药"，而是积极前往正规医院参加治疗。1956年上半年，瑶池乡在第二批病人还没有出院的时候，第三批病人就争先恐后地前来登记，深恐住不到院，有的群众甚至把柴米和竹床先行搬进治疗组。

会议宣传也是血防科普的一种重要方法。在运用多种形式广泛开展宣传工作的基础上，余江不墨守成规、不拘泥形式，积极开展

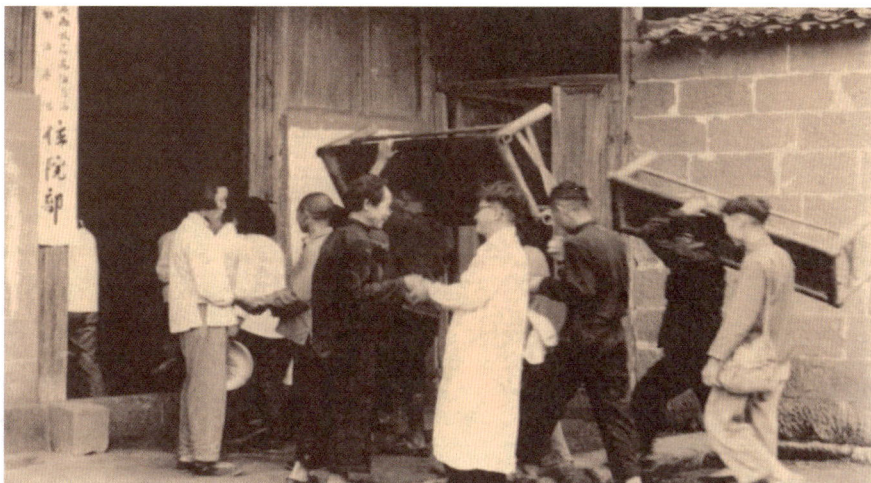

◆　西畈乡血吸虫病人住院治疗点

会议宣传。不论大小会议，逢会就讲一遍，从党内到党外，从干部到群众，做到家喻户晓、人人皆知，大大提高了干部和群众的思想认识，增强了消灭血吸虫病的信心。1958 年之前，余江每年定期召开血防工作会议，学习贯彻上级血防工作会议精神、布置落实全县血防计划，仅 1956 年就召开大小血防干部群众会议 458 次，参会人数多达 19721 人次。此外，余江还通过开展"血吸虫病能不能消灭？怎样去消灭？"辩论、大会宣传解释、小会漫谈讨论、个别访问谈心等途径，经常性地向广大干部群众说明消灭血吸虫病的必要性和紧迫性，动员群众积极参与血防工作。

消灭血吸虫病既是一项技术工作，又是一项群众性工作，必须

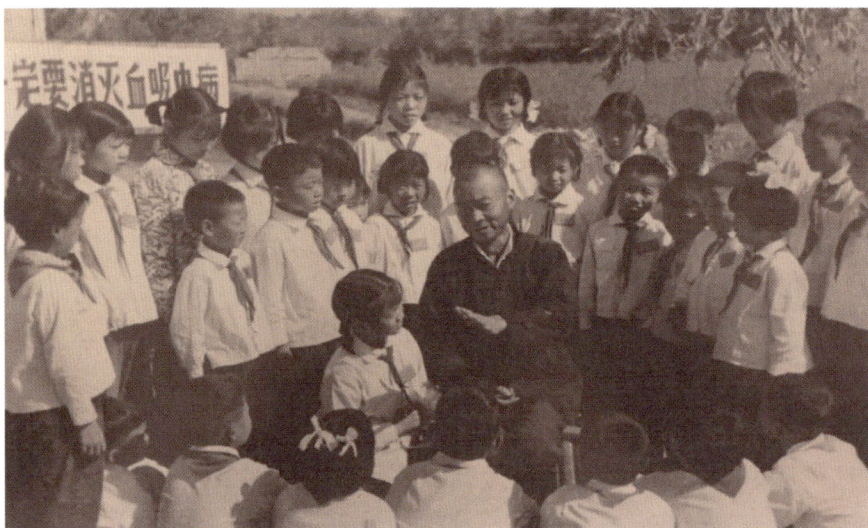

◆ 血吸虫病患者给学生谈防治感受

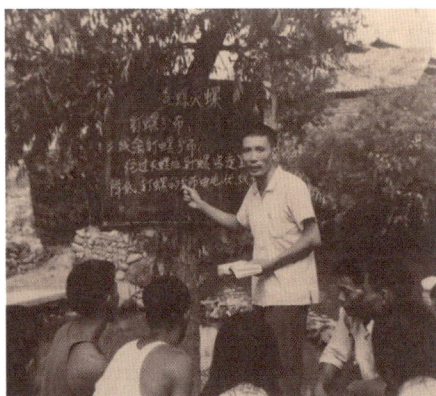

◆ 查螺培训现场

实现群众与防治技术的有机结合，使技术变为群众的力量，才能推动防治工作落到实处。采取多种举措，把专业性的血防技术传授给群众，使群众充分了解与掌握防治技术，正是余江开展血防工作的一条重要经验。1953 年 5 月，省血防所举办为期 3 个月的血防短期培训班，招收学员 69 名，传授血防基础知识，结业后学员被分配到各疫区从事血防工作。1955 年，马岗乡进行"开新填旧"灭螺试点，经过几次试验，成功消灭了钉螺。县委立即组织全疫区的干部到马岗乡参观学习，以便群众了解与掌握。1956 年，余江在邓埠镇举办疫区保健员培训班，以提升农村基层医务人员的血防知识和技能。

在血防工作人员坚持不懈地持续宣传引导下，余江疫区群众逐步认识到得"大肚子病"不是喝了狮子岩的水，不是"命运""风水"不好，也不是所谓的鬼神坑害，而是血吸虫在人体作怪。从此，人们逐步形成了对血吸虫病的科学认识，疫病防治意识得到显著提升。

三、自觉践行出真知

涓涓细流，以汇江河；绵绵之力，铸就久久之功。束缚余江疫区群众的精神枷锁，终于在科学之光照耀下消逝于无形。余江上至耄耋老人，下至垂髫小儿，都对血吸虫病有了较为科学全面的认识。大家纷纷拿起科学的武器，自觉投入血防工作之中。马岭社黄秀珍认为："血吸虫病会使我们绝子灭孙，我们应该做好'两管一灭'工作，坚决消灭它。"马岗乡夏冬汝老婆婆也认为："不消灭血吸虫病，我们都没有好日子过。"根据相关资料记载，弓塘社第三大队在

1956 年通过访问调查发现，除 8 岁以下小孩、50 岁以上的老年人外，80% 以上的群众都懂得防治血吸虫病的基本知识。可以说是基本做到了家喻户晓、人人皆知。

在管理粪便方面，余江疫区群众已普遍了解到血吸虫病患者粪便里含有血吸虫卵，不卫生的生活习惯会造成血吸虫病感染。因此，他们基本能够响应党和政府号召，大力兴建公共厕所，严格进行粪便管理，改变生活习惯，改善卫生状况。一部分群众在受到宣传教育后，还能自觉地采取措施进行防治，如田里多用石灰灭螺，粪内用石灰杀卵，迁移距离水源较近的厕所、粪桶。实践证明，这些做法对阻断血吸虫病的传播是十分有效的。

在管理水源方面，由于过去余江疫区卫生条件极差，水源污染严重、水质浑浊，致使当地群众很容易感染血吸虫病及其他寄生虫病。在了解到血吸虫病的感染途径之后，当地群众基本能够自觉避免接触有螺疫水。许多成年人都尽可能不在河里洗澡、洗手脚、洗菜、洗衣，进行种田、割草、捕鱼虾等生产活动时，下水前都能够自觉在手、脚、腿等要和水接触的皮肤上涂抹一层保护油。不直接参加田间劳动的老人和儿童，都认识到不能接触疫水。

消灭钉螺是血吸虫病防治工作的重要一环。经过长时间的宣传教育，余江人民基本了解了钉螺在血吸虫病传染过程中的危害性，能够主动协助血防工作人员开展查螺、灭螺工作。疫区群众目睹血吸虫病患者痊愈出院后，参加治疗的积极性大为增强。1953 年 9 月，余江收治第一批血吸虫病患者 30 人。此后，随着群众血防意识的提高，主动治疗的人数逐年增加。1953 年 9 月至 1958 年 5 月，余江共治疗血吸虫病人 5819 人次，100% 的患者接受了治疗。许多血吸虫病患者相继得到治愈，体力恢复、个子增高，寿命增长、精神好转。以前"拿起锄头就想歇"的大肚子病人，现在是"格外有精神，生产大跃进，浑身都是劲，一天干到晚，越干越有味"。

第二节

依靠科学防治

　　科学技术是祛除疾病的重要法宝，也是战胜疫情的关键利器。纵观人类漫长的抗疫史，科学技术在保护人类生命安全和身体健康方面发挥了至关重要的作用。习近平总书记指出，要坚持面向人民生命健康，不断向科学技术广度和深度进军。在20世纪50年代的血防实践中，余江始终秉持科学精神、科学态度，努力从自身实际出发，以科学调查领路，勇于创新、敢于创造，在不断试验"土办法""土路子"基础上，实现了灭螺技术的重大突破，找到了一条切合余江实际的血防路径，取得了发展生产和消灭钉螺一举两得的成效，有力地控制了血吸虫病疫情的扩散传播。

一、科学调查筑基石

调查研究是谋事之基、成事之道。没有调查就没有发言权，没有调查就没有决策权。血吸虫病防治工作是一项复杂而艰巨的工程，如果对疫情没有完整准确的认识，便无法系统有效地推进防治工作。新中国成立初期，新生的人民政权便积极采取行动，从各方面入手，开展摸底调查，了解实际情况，为后来全面防治血吸虫病奠定了坚实基础。1951 年年初，江西省水利局驻余江水利工程队向中南军政委员会卫生部反映，当地有很多大肚子病人。中南军政委员会卫生部对此高度重视，指示江西省卫生防疫大队派员调查。江西省卫生厅的医师章祖宪、检验员齐邵武两人随之前往余江开展血吸虫病摸底调查工作，首次证实了该县为血吸虫病流行区，也由此拉开了余江血吸虫病摸底调查的序幕。当时的摸底调查工作主要是围绕疫区范围、疫区病情和疫区螺情三个方面展开。

为了准确掌握余江疫情的流行状况，血防工作人员不辞辛劳、不畏艰苦，常常组成调查小组，携带检验器材等工具下乡开展实地调查，详细了解当地的疫区范围、人口分布、经济发展及医疗卫生等方面的情况。经过 1951 年至 1956 年间的多次调查，余江基本确定了疫区分布范围，集中分布于该县中南部白塔河中游两岸平原地带，南起洪崖街，北到蔡家桥，东至龙岗岭，西界五里岗。白塔河及其支流青田港将疫区分隔成河东、河西、河南三个片区。同时，调查证实疫区周围的路底、石艾、井刘、罗坪、洋源、仪凤、三宋、洪崖以及信江边的瑶池等地仅有分散的血吸虫病人，没有钉螺，属于输入疫区。1957 年以后，未再发现新的疫区。

在认真调查血吸虫病疫区范围的同时，血防工作人员还十分注重对血吸虫病人的摸排调查，以求掌握精确的患病人数与感染状况，进一步分析疫区血吸虫病的流行情况及其所引起的危害程度。当时的调查方法主要采取以下 3 种方式：一是挨户访问，逐人登记；二是粪便检查，对 5 至 60 岁人口普遍散发粪杯，收集粪便做涂片、沉淀检查；三是进行体格检查，对查出体内有血吸虫卵者采用简易物理诊断方法进行初步体检，以作动员入院的参考。至 1958 年年底，余江累计查出血吸虫病人 4750 人，病畜 66 头（牛 65 头、犬 1 只）。这些大量翔实、可靠的病患信息，为后续集中开展治病工作奠定了良好基础。

此外，血防工作人员在对马岗乡和国营更新、邓家埠两农场血吸虫病患者进行疗效复查的过程中，进一步发现了改良水利与血吸虫病感染的关系。如马岗乡，水利未改良，复查 26 人，阳性 18 人，阳性率 69.23%；国营邓家埠农场，水利部分改良，复查 39 人，阳性 8 人，阳性率 20.51%；国营更新农场，水利大部分改良，复查 87 人，阳性 5 人，阳性率 5.74%。从复查结果来看：水利未改良，阳性率也高；水利愈改良，阳性率则愈低。

　　钉螺是血吸虫的中间宿主，全面了解和掌握钉螺的分布情况，对于开展血吸虫病防治具有重要作用。在如火如荼推进查病工作的同时，血防工作人员还经常深入田沟、湖畔、河汊岸边等地认真开展查螺工作。1953 年，初次调查时，查螺的方法主要是通过访问农民群众和随机抽样调查，以初步掌握钉螺分布的情况。1955 年 5 月至 8 月，查螺的方法则调整为对已知疫区主要按各乡村沟渠分布情况，分条逐段检查，每隔十步查一筐（面积 1 平方市尺，约 0.111 平方米），并计算密度，取回钉螺后采用压碎法检查钉螺感染率。对可疑地区，一是发动群众报螺情，二是以发现病人为线索进行查螺。

　　血防工作人员经过多年连续不断的反复摸底调查，基本摸清了余江疫区范围、病情和钉螺分布状况，逐步认识到血吸虫病防治与兴修水利之间的关系，为消灭血吸虫病提供了准确、鲜活的第一手资料，也为后续防治工作的稳步推进打下了坚实基础。

二、技术革命显神威

　　要消灭血吸虫病，原理上并不复杂。血吸虫病传播的中间一环是毛蚴寄生于钉螺之中。只要消灭钉螺，便能消灭血吸虫，彻底阻断疫情的传播。余江的钉螺种类属于山丘型肋壳钉螺，分布类型为平原沟渠型，主要分布在排灌沟渠以及与之相近或串通的水塘和晚稻田内，特点是成片状、线状分布。由于过去遗留的旧沟、老塘分布杂乱，沟线弯曲、水流缓慢、杂草丛生，腐烂植物较多，加之晚稻田地势低洼、常年渍水，导致钉螺大量孳生于旧沟、老塘及低洼晚稻田内，给人民群众正常的生产生活带来了极大的困扰，严重威胁着人民群众的身体健康。因此，如何彻底消灭钉螺便成为血防工作的重中之重。

钉螺是一种繁殖能力极强的生物，一对钉螺在一年之内便可以发展成 25 万只。尤其是钉螺个小，又喜欢躲在阴暗潮湿的草滩之中或沟渠边，不容易被查找发现，想要彻底消灭钉螺十分困难。上海的一位专家曾经介绍说，买一种特效进口药，花 500 元可以消灭一亩面积的钉螺。但是，在 20 世纪 50 年代国家财政十分困难的情况下，能够用于血吸虫病防治的资金十分有限。再加上由于长期受到"瘟神"摧残，余江地区的经济发展也受到严重影响，疫区群众的生活十分困苦，难以通过自身力量筹集更多的血防资金。买不起进口药，只好试验土办法。

为了彻底消灭钉螺，余江进行了各种灭螺试验，但是效果均不尽如人意。血防工作人员最先想到的是用手捡钉螺。学生、工人、农民都被发动起来，每人带着一双筷子与一个小桶到疫地捡螺。小学生们唱着《我是血防战线上的小哨兵》，每人平均每天可捡螺 2 两。1954 年六七月间，马岗实验区进行人工捕螺试验，先后组织群众捕螺 6 次，捕获 7.4 公斤。实验组几天捡回的钉螺，集中到一间 8 平方米的房间，钉螺堆在地上约 0.66 米高。但这种方法无法彻底将钉螺捕捉干净，特别是到了第二年春天，很多捡过的地方又重新出现钉螺。既然人工捕捉难以奏效，血防工作人员便使用茶枯、硫酸铜、巴豆、苦楝树皮、桉树叶等进行杀螺试验，结果是可以杀死一些钉螺，但不能完全杀光。血防工作人员还想到了火烧灭螺的方法。具体办法是对个别塘沟就地割取茅草，铺于地面，然后点燃茅草火烧钉螺。但是，试验结果表明这种方法只能在旱地和一些有草干枯的地方采用，不宜大面积使用。除此之外，血防工作人员还进行了铲草积肥灭螺（简称"修沟"或"三光"灭螺）试验。具体做法是"两铲一扫，挑净密封"，即先铲去一层草土，然后再铲去一层泥，把草泥铲净，做成堆肥，外敷黄土密封。但是，这种方法灭螺效果

◆ 火烧灭螺现场

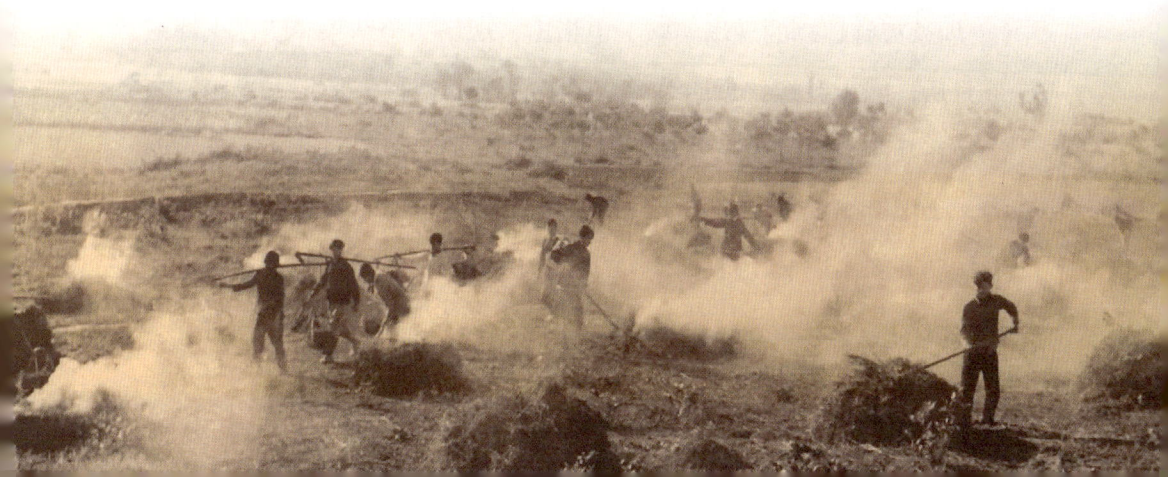

也不太好，需要反复多次才能大量消灭钉螺，且会有少数漏网。

面对一次次的失败，血防工作人员没有放弃，而是继续找寻科学适宜的灭螺方法。无心插柳柳成荫，必然往往寓于偶然之中。1950年，为了解决两个省办农场的灌溉问题，江西省水利部门在余江狮子岩边修建白塔渠。施工中，开新沟的土把淤积已久的旧沟填平了。后来在全县大规模查螺时，人们发现新沟里完全没有钉螺，而旧沟里的钉螺也全部被埋死了，变成了白色的螺壳。根据这个发现，上饶专区第一血吸虫病防治站于1954年11月，在国营邓家埠农场进行了开新沟、填旧沟，土埋钉螺试验。经过几个月的等待之后，工作人员挖开旧沟，发现钉螺完全灭绝，试验取得了巨大成功。

时任余江县委副书记的李俊九对此高度肯定，认为"这个办法好，好就好在这样的仗我们打得起，打得好。好就好在可以结合农田建设和水利建设一起打，既灭了螺又兴修了水利。好就好在这个土办法灭螺效果好，可以大规模展开"。1955年，江西省血吸虫病防治所看到《浙江卫生实验院第五年年报》上面登载的一篇文章《土埋杀灭钉螺蛳的现场实验》中指出，现场实验结果表明，土埋三个月后，减少钉螺接近四分之三。有了科学依据，是年下半年，余江又在马岗乡和国营邓家埠农场分别进行了大面积的开新沟、填旧沟，土埋钉螺试点，积累了开展大规模灭螺运动的实践经验，再次确认"开新填旧、土埋灭螺"的方法能够彻底扑灭钉螺。这一方法简单实用，且经济效益较好，又能结合水利建设，易于推广普及。

余江县委对"开新填旧、土埋灭螺"法高度重视。《余江县血吸虫病防治工作全面规划的具体方案》明确了"以生产为中心，以血防为重点，防治工作必须与发展生产相结合"的原则，提出了"结合水利工程填塞旧水沟开挖新水沟，埋藏中间宿主——钉螺"的目标要求，力求在全县大规模推广应用。1955年年底，全面消灭血吸虫病的人民战争打响后，正是得益于"开新填旧、土埋灭螺"法的全面推广应用，余江才在较短的时间内消灭了血吸虫病。

在20世纪50年代的灭螺运动中，余江首创的"开新填旧、土埋灭螺"法，是血防技术的一次重大革命，探索出了山丘型流行区结合农田水利基本建设消灭钉螺的防治路径。实践证明，这种方法简便有效、易于实行，后来在江西乃至全国很多疫区得到了广泛应用，对于控制和消灭钉螺、压缩有螺面积发挥了十分重要的作用。

三、综合防治断病源

疾病治疗是维护人民身体健康，切断传染源的重要措施。为了及时抢救血吸虫病患者，进一步保护劳动力、发展农业生产，余江在《血吸虫病防治工作计划》中明确提出："患有血吸虫病的病人，应接受治疗，以免耽误生产和病情的逐渐严重。"在治病过程中，余江采取中西医相结合的方针，成功治愈了一大批血吸虫病患者，取得了很好的效果。

在治疗方法上，一般是根据病人具体病情而展开。早期病人用酒石酸锑钾治疗，疗程分别为 20 天、15 天、7 天、3 天不等。其中采取 20 天疗法的病人占治疗人数的 80%，采取其他短程疗法的病人占治疗人数的 20%。对晚期病人则一般采用中西医"双管齐下"的治疗方法，先由中医辨证论治，改善症状、消除腹水、增强体质，然后使用锑剂治疗或手术治疗。1956 年至 1958 年，余江先后聘请多名中医使用自己配制的验方，采取住院或送药上门等方式对病人进行治疗。根据相关资料记载，在治疗血吸虫病的过程中，余江大力推广了许多中药和秘方、验方，大大加速了治疗工作进程，解决了晚期病人西医不敢治疗、不能治疗的难题，也大大改善了病人体征，加速了病体的好转，又省钱又方便。至 1958 年，余江依靠中医治好 225 例病人。其中，九转灵丹治疗晚期血吸虫病患者疗效非常明显。如晚期病人陈银太，经用九转灵丹配合针灸治疗 35 天后，腹围缩小 12 厘米，肝肿缩小 5 厘米，症状明显好转，食欲增加，腹胀消失。余江本地中医赵海明研制的千金子消痞丸，疗效也十分显著。其主药为千金藤，又名小青藤，分布于余江全境，取材非常方便。千金藤性苦微寒，具有明显的行气利水、消肿解毒功效，许多病人尤其是晚期血吸虫病患者服用后都达到了治疗效果。

在血吸虫病防治过程中，不仅有查螺灭螺、查病治病这些主要措施，也有积极开展"两管"工作等重要措施。正是这些措施的综合运用，才有效控制了血吸虫病的传播，保障了人民健康。余江在血防工作中始终把"两管"摆在重要位置，科学合理地实施了一系列防治举措，对于阻止病源传播，预防新感染，巩固血防成果起到了积极作用。

"两管"之一是"管粪"。新中国成立前，余江农村卫生状况恶劣，私人厕所粪窖随意乱设，房边、村边、水边到处可见。猪栏、牛栏多数设在屋内，人畜共居现象较为普遍。为彻底改变上述状况，余江在进行灭螺的同时，积极推行"合厕分储"和"三窖轮储"管理粪便方法。

1953 年冬和 1954 年春，余江首先在上黄村和国营邓家埠农场进行了"合厕分储"和"三窖轮储"的管理粪便试点。"合厕分储"的方法是拆除分散的私厕粪窖，选择既方便又符合卫生要求的地址，统一修建四座"合厕"。每座"合厕"10 个蹲位，每个蹲位后面建一口加盖储粪窖，每户一位一窖，归户所有，统一管理，定期储粪，并由群众议定粪管公约。"三窖轮储"的方法是在农场建设若干座容量 200 余担的大粪窖，轮流储粪，定期密封，做到新粪不下田。粪便统一管理后，大大改变了全村卫生环境面貌。试点取得了良好的效果。

1956 年 4 月，为摸索农业合作化以后如何将人畜粪便管起来，余江专门在弓塘、马岗、西畈等乡各选了一个村进行试点。试点结束后，县委血防五人小组及时召开会议，专题讨论三村试点经验，决定因地制宜，择优推广。在人粪管理方面，推广双窖或三窖式的公厕；在畜粪管理方面，实行人畜分居，畜栏搬家；在野粪管理方面，建立田间小厕所，或固定专人带桶下田拾野粪，同时号召人人拾野粪，增加农家肥料。据统计，这一时期全县共废除私人厕所粪窖2622个，新建集体厕所227座，新建集体牛栏102间。由此可见，余江县"管粪"工作取得了显著成效，对于防止血吸虫病的蔓延扩散发挥了重要作用。

"两管"的另一项工作是"管水"。新中国成立前，余江农村地区饮用水条件很差，60%以上的村庄无水井，村民们饮用污染严重的村旁水塘或小溪里的水，而这些水塘、小溪里多孳生钉螺。人们到这里挑水、洗衣、洗澡，甚至洗刷马桶，很容易感染血吸虫病。因此，"管水"也是血防工作十分关键的一环。

从1953年开始，余江逐步实行水源管理，填埋掉了村边的有螺沟、塘，开挖了新的沟、塘，修砌了生活用水码头，对疫水和生活用水实行全面隔离，采取分塘用水，划分洗菜塘、洗衣塘、洗粪桶塘、水牛洗澡塘等，并在村旁水沟实行分段用水，上游洗菜、下游洗衣，逐步引导群众养成良好的生活用水习惯。余江还经常组织群众对生活用水塘进行清塘取泥，修理塘边码头，使塘水更加清净明亮，确保塘内没有钉螺孳生。

同时，余江为保障群众安全用水，要求村村建立水井，饮用井水，并及时修理和填塞了一些附近的水塘。在这一过程中，许多群众还主动采取就地取材、多方集资、自愿献料的办法，自己动手修井台、井栏、井圈，制架做桶，基本做到了水井"五有"，即有井台、有井圈、有井栏、有公共吊桶、有排水沟，从而保证了用水安全卫生，有效地阻断了血吸虫病的这条传播路径。人们对比今昔无不感慨地说："从前喝'锈'水，百病丛生，家破人亡田地荒；如今喝'甜'水，用清水，防病强身，饮水不忘挖井人。"

在血防工作中，余江人民尊重科学技术，坚持实事求是，创造性地开展了各项工作，逐步摸索出了一条符合余江自身实际的血防道路，构成了一个严密的血吸虫病防控网络，取得了根除血吸虫病的伟大胜利。《余江县根除血吸虫病复查总结报告》明确指出："余江县血防工作不论在消灭钉螺、治疗病人、粪便管理各方面，都完全超过中央制定的基本消灭血吸虫病的标准。"

第三节

持续科技创新

　　纵观党的百余年历史，我们不难发现，想要干好事干成事，就必须持续努力、锲而不舍、久久为功。习近平总书记指出，做就要做好，坚定做下去，笃行不怠，一以贯之，久久为功。血防工作是一项长期性、科学性、艰巨性的工作，是一项涉及各方面的社会化系统工程，必须紧紧依靠科学的、行之有效的防控技术和防控手段，才能彻底送走"瘟神"，取得防治血吸虫病的最终胜利。长期以来，余江在血防工作中牢牢牵住科学这个"牛鼻子"，相信科学、依靠科学，不断推动技术创新、技术进步，不仅成为全国第一个消灭血吸虫病的县，而且血防成果得到长效巩固，自1973年以后没有发现当地新感染的血吸虫病人和病畜，自1984年以后未查获钉螺点，于2016年通过江西省人民政府血吸虫病地方病防治领导小组办公室组织的消除血吸虫病考核评估。

一、监测工作不止步

在全国率先根除血吸虫病之后，余江县党委、政府在思想上并没有松懈散漫、麻痹大意，而是持续推进螺情监测不放松，确保不让钉螺死而复生。1958 年 10 月 16 日，县委血防五人小组发布《关于巩固我县根除血吸虫病成果的指示》，明确指出："我们还不能放松血吸虫病的巩固工作。如果发现了一个钉螺没有消灭……几年后又会使血吸虫病流行起来，造成莫大的痛苦。因此……巩固工作，极为重要。"在上述工作思想的指导下，余江始终坚持认真开展疫区定期复查工作，坚持依靠科学技术，根据情况变化改进查螺方法，以严谨细微的工作方式查找每一处可能残存的钉螺。

余江最先采取的是"机械抽样"的方法，十步一筐或三步一筐。1959 年，余江又采取"步步为营"的方法，一步挨一步查，确保一步一筐。结果，这两种方法都难以查找出残存钉螺。特别是经过两年的复查，血防工作人员逐步认识到，残螺在余江的分布呈现零星点状、环境复杂的特点。如果单纯采用"机械抽样"或"步步为营"的方法都不适合钉螺分布的新的特点，必须进一步改进查螺的方式方法。1960 年以后，血防工作人员本着科学态度，坚持从实际出发，不断改进查螺方法，将查螺范围划分为特殊、重点、一般、边缘等四种环境，采取"全面搜查，重点细查，机械抽样与环境抽样相结合"的方法开展查螺工作，切实做到特殊环境反复查，重点环境仔细查，一般环境抽样查，边缘环境扩大查。查螺时，由血防专业人员和群众查螺员互相配合，两人一组，划片包干，交叉互查，每年查 4 次。采取这种方法查螺后，发现的残螺点比前两年多出几倍，有效地扫除了安全隐患。

由于改进了查螺方法，查出的残螺点也及时地做了处理，从 1962 年以后，残螺点越来越少。1973 年以后，余江坚持每年复查 2 次，查出的残螺点数寥寥无几。据统计，从 1958 年 7 月至 1986 年，余江共定期复查 52 次，参加查螺人员达 24521 人次，发现残螺点 35 处，重复发现 52 次，残螺分布面积 14708 平方米，仅占历史累计有螺总面积的 1.51%。每次发现残螺后，余江都及时采取"三光"、药物、土埋等综合方法进行复灭，并且消灭残螺面积比实有残螺面积扩大了 8.8 倍。1984 年以来，余江未再发现残存钉螺。进入 20 世纪 90 年代，余江再次改进螺情检测方法，采用模拟钉螺，通过人工大面积投放假螺点，改变过去查螺不见螺，查螺走过场的现象，增强了查螺人员的责任心，大大提高了监测质量。此外，余江还每年定期对从血吸虫病流行区捕鱼归来的船只、渔具以及引进的水生物和船只经过的河道进行监测，防止输入性钉螺的进入。

在不断改进查螺方法的同时，余江从管理制度入手，建立起了一整套科学完备的查螺制度，坚决做到用制度管人、用制度管事，确保血防巩固工作得到持久深入推进。这些制度主要有干部分片包

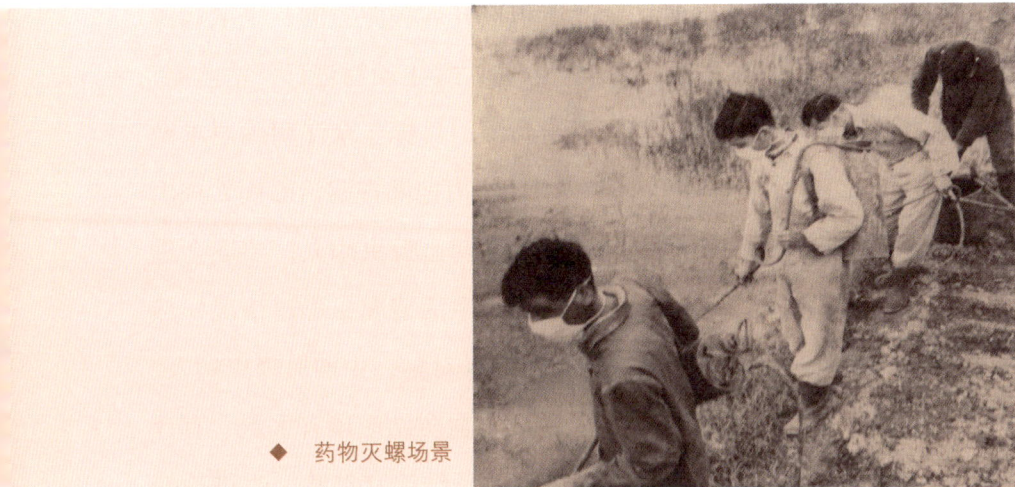

◆ 药物灭螺场景

干责任制度、灭螺地段管理制度、灭螺地段保护制度和环境卫生制度等。这些制度的实施，确保了余江在根除血吸虫病后查螺、灭螺工作的常态化开展，对巩固血防成果起到了非常重要的作用。从1958年至1983年，余江对非疫区沿水系的水沟、水塘、晚稻田、洼地等采取环境抽样调查，在5个公社13个大队共查水沟44条211745平方米，水塘144口286.5亩，晚稻田12块46亩，湖洲河畔总计2000平方米，均未发现钉螺。这说明余江县的水、田、地、土、草、沟、塘、洼地等都不存在传染源，自然环境得到净化。

血吸虫病人既是血吸虫病的受害者，也是疫病的主要传染源之一。在复灭残存钉螺的同时，余江还积极开展病源监测，采取病源诊断和免疫诊断等各种方法对人群、家畜、野生动物进行严格监测，以实现查清遗留病人病畜、彻底根绝病源的目标。余江明确要求做到"查一村清一村，不空户、不漏人"，努力把漏查漏治的病人查出来进行治疗。此外，余江还规定"对于晚期血吸虫病人，要逐个进行调查，摸清病情程度，病人家庭情况，生活情况，思想情况，然后根据不同病情，采取一切办法进行治疗。对早、中期血吸虫病人，一经发现就要随时动员他们治疗"，并要求血防站应该有重点、有计划、有步骤地建立病人档案，切实做到"总结治疗经验，改进治疗方法，提高治疗质量"。20 世纪 70 年代以来，余江积极推广患者口服吡喹酮代替静脉注射锑剂治疗血吸虫病的方法。吡喹酮是一种毒性较低的广谱抗蠕虫药，副作用小、疗效高、疗程短、使用方便，对治疗血吸虫病具有良好的疗效。1988 年 9 月，余江专门开设了血吸虫病综合门诊，做到随到随检。据统计，余江历年查出的病人都在当年进行了治疗，共治 3203 人次。

余江对家畜和野生动物也开展了血吸虫病检测。此项工作开展主要以兽医部门为主，血防部门配合对家畜和野生动物进行血吸虫病检查。检查方法主要有粪检、直检、解剖等。从 1959 年至 2008 年共检查了 38 次，受检牛 33678 头（次），共检出阳性牛 73 头。野生动物监测主要是针对鼠类开展检查，均未发现血吸虫卵和成虫。

除此之外，余江还进行了粪窖虫卵测定和疫水测定，均未发现血吸虫卵、血吸虫毛蚴和尾蚴。根据《中国血吸虫病防治杂志》2016 年第 4 期资料显示，余江末次查出有螺年份是 1983 年，末次查出居民感染的年份为 1958 年。事实证明，余江血防成果得到了较好的巩固。

二、螺区环境大改造

开展螺情病源监测只是巩固血防成果的重要举措之一。要想从源头上控制钉螺孳生，达到长久地巩固灭螺成果的目标，就必须大力改造螺区的复杂环境，充分结合生产和兴修水利来清除钉螺孳生的土壤，让钉螺没有生存的空间。为此，余江在血防实践中积极探索、反复试验，逐步总结出了一套"五结合"的消灭残螺方法，即结合园田化、结合水利维修、结合改造低洼稻田、结合积肥、结合扩大耕地面积，不断改造螺区的生态环境。

结合园田化，就是平整土地，搬掉小山包，清除荆棘丛，填平废沟、塘、牛车井，垫高低洼地，使复杂环境变为平坦的田园。几十年来，通过改造旧螺区和农田基本建设相结合，余江既铲除了钉螺孳生地，又平整了土地，扩大了耕地面积。原疫区华丽变身为田地平整的商品粮生产基地。据统计，原来"一亩割一箩"的平定乡蓝田村粮食亩产量由 1949 年的 55 公斤，增加到 1970 年的 500 公斤，粮食总产量由 1949 年的 5.7 万公斤增加至 1985 年的 142.5 万公斤。全疫区粮食总产量由 1949 年的 74.9 万公斤，大幅跃升至 1985 年的 1089 万公斤，增长 14.5 倍。

结合水利维修，就是调整水系，裁弯取直，使渠道岸陡流急，让钉螺难以生存，并逐步将主干渠用红石护坡，做到三面不见泥。20 世纪 50 年代，余江开始兴建白塔渠工程。此项工程是余江为消灭血吸虫病，依据"农业、水利、灭螺"三结合综合治理原则而建设的一个集血防、防洪、人畜饮水等综合效益于一体的水利工程，为余江经济发展和血防成果巩固发挥了至关重要的作用。此后，余江又根据需要对白塔渠工程进行了维修和扩建。如，1964 年建成的白塔新渠，在余江水利局的帮助设计下，开了三条干渠插入疫区，大大改善了疫区的灌溉条件，有效地巩固了灭螺成果。此外，竹院港、马荃、前山等处几条环境复杂、工程浩大的老沟也先后被填平。自此，余江基本见不到环境复杂的老沟的痕迹。

结合改造低洼稻田，即开挖排水沟，把常年渍水的一季晚稻田改造成可灌可排的双季稻田。如过去鹅湖到中下陈这个大畈，是个常年积水、杂草丛生的低洼地和晚稻田，1976 年在畈中间开挖了一条血防排涝沟后，环境得到彻底改善，再也不会积水，钉螺更难以孳生，晚稻田则全部改成了双季稻田。同年，前山村委会上俞村前、邓埠阳光大道边也开挖修建了排水道。余江通过修建这三条排水道，基本解决了低洼地的常年积水问题，使环境得到了很大的改善。

　　结合积肥，即对沟两岸、田畔、塘畔，每年至少开展两次"三光"铲草。"三光"铲草是余江灭螺和巩固血防成果的重要方法，指新旧沟两岸光，塘畔田畔光，屋前屋后光。沟岸和塘畔铲的深度在一寸以上，田埂铲入七分厚，屋前屋后杂草连根铲除，铲下杂草就地堆肥，可保持较长时间不长杂草。这样做，一方面可消除隐藏在杂草中的钉螺，另一方面可以改善疫区环境，防止钉螺再生。余江疫区面积较大，杂草丛生，要巩固血防成果，必须实行"三光"铲草。1980 年以前，余江每年至少要对沟两岸、田畔、塘畔开展两次"三光"铲草，并将铲下的草皮就地挖窖堆肥。这种方法，既能积肥，又能灭虫，还能防螺，可谓一举三得。

　　结合扩大耕地面积，就是改造荒山荒滩，使之变成良田、果园。如，邓埠水稻原种场将坐落在狮子岩对面和邓埠镇隔河相望的两块各几百亩杂草丛生的荒滩改为柑橘园。

　　几十年来，余江在全县积极推广"五结合"灭螺方法，取得了十分显著的成效，不仅彻底改造了钉螺孳生的环境，还修好了灌溉渠道，更造就了成片成片的高产良田，真可谓是旧貌换新颜。

　　进入 21 世纪后，余江还把血防与植树造林结合起来，大力营造抑螺防病林。科学研究和实践都证明，大力植树造林，不仅能够改变钉螺孳生环境，降低钉螺密度，切断人畜接触疫水途径，而且能够达到兴林抑螺防病综合治理的有效目的，已经成为以生物措施综合防治血吸虫病的有效手段。余江县在血防工作开展之初，就在疫区开展了植树造林工作。原血防疫区的所有田畈、路边、村旁、沟塘边、周边山上都栽种了杨树、湿地松、杉木、樟树和松树等。2002 年，在省林业部门的大力支持下，余江实施兴林抑螺林业血防工程，进一步加大了林业血防工程建设。现在，原血防疫区可以看到道路两边、村周围、山坡上成片的血防林。实践证明，兴林抑螺工程效果持久、无污染，有利于实现疫区生态与经济的协调发展，体现了其特殊的优越性，已被血防专家和广大群众所认可。

综上所述，余江在巩固血防成果阶段，大抓狠抓旧螺区复杂环境改造工作，努力以消灭钉螺为目的，通过改变钉螺的生存环境以阻断血吸虫病的传播，既达到了消灭血吸虫病的目的，又优化了生态环境，使疫区发生了翻天覆地的变化，有力地巩固了血防成果。

三、农业结构多元化

血防工作的主战场在农村，血防工作的主要对象是农民，血防工作与农业生产密切相关。为长期巩固血防成果，余江在大力改造螺区环境的同时，积极运用农业技术，因地制宜调整优化农业生产结构，进行了大量旱作种植试验，持续推广旱地作物，以实现既能发展农村经济，又能解除血吸虫病危害的双重目标。

1956 年，余江制定《运用农业技术防治血吸虫病的工作规划》，要求指导群众在疫病地区选择最适宜的田地栽种陆稻、芝麻、棉花、葛、姜等作物，并进行专门的栽培实验。在推广陆稻方面，选择在适宜的水田里栽培陆稻，消灭稻田钉螺，同时改进栽培技术，提高单位面积产量，配合适当轮作制度，如栽萝卜菜、薯、姜等高产作物，保证水稻改为陆稻有全面收获，经济上不减产。此外，在易排水的砂质土壤及土层较深的稻田栽培黄麻和小麦或棉花和小麦。在农作物方面，视情况种植粮食作物、杂粮作物、工业原料作物、油料作物和其他农作物。1957 年，国营邓家埠农场开始将 10.5 亩农田改为旱地。此地原本地势低洼、排水不畅，钉螺平均密度为 9.2 只 / 平方市尺。1957 年 5 月 15 日起改为旱地，再栽种黄麻、大豆、红薯等各种旱作物。从 6 月 1 日至 8 月 4 日，共观察了 7 次，仅 8 月 4 日查获 6 只钉螺，随后两年均未发现钉螺。这种方式不仅灭螺效果很好，而且经济效益不低于种植水稻。

除此之外，余江还探索出了"刨土培塘堤，藕塘改鱼塘"的血防新办法。具体做法就是先将塘水吸干，烧毁塘堤杂草，把塘的外形改成正方形或长方形，再把塘四周有钉螺的泥土刨去 3—5 寸，放于塘堤底部，把塘中心的无螺泥土逐层堆紧打实，引进净水，改为鱼塘。经过复查，其灭螺效果达百分之百。国营邓家埠农场原本有藕塘 3 口，孳生着大量的钉螺，钉螺平均密度为 82 只 / 平方市尺，钉螺感染率为 10.6%。1957 年，余江采取这种新方法进行灭螺，不仅消灭了钉螺，还取得了良好的经济效益。据核算，原本种藕，其经济效益不足 500 元，改造成鱼塘后，还盈利 16100 元。

控制和消灭血吸虫病是一项艰苦卓绝的工作。血防成果巩固工作就更加艰巨和繁重，其复杂程度远远超过消灭钉螺阶段。为全面巩固血防成果，余江坚持尊重科学、尊重自然规律，不断改进查螺方式方法，持续开展病源监测，大力改造螺区环境，取得了防治血吸虫病一个又一个新的胜利。2006 年 5 月 23 日，全国血吸虫病防治工作会议对余江血防巩固工作给予了高度肯定，明确指出："在巩固成果方面，余江县给我们树立了一个典范。余江县自 1958 年在全国率先消灭血吸虫病至今，无疫情反弹。"

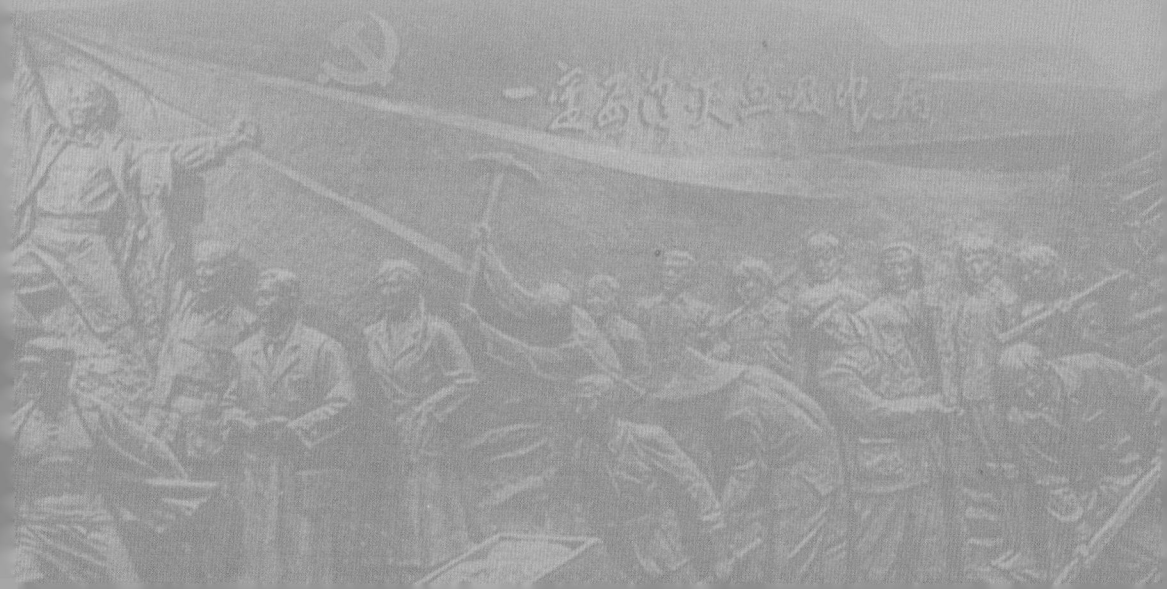

第四章

勇于创造　敢为人先

　　路是走出来的，事业是干出来的。消灭血吸虫病是一项前无古人的开创性事业。习近平总书记指出，唯有始终保持锐意进取、敢为人先、迎难而上的奋斗姿态，积极担当作为、敢于善于斗争，才能胜利推进强国建设、民族复兴的历史伟业。在率先消灭血吸虫病的斗争中，余江全县上下事不避难、敢闯敢试，蹚出了一条防治血吸虫病的有效路径，创造了人类医学史上的奇迹，彰显了我们党敢为人先的英勇气魄和敢于斗争、敢于胜利的政治品格，也为鼓舞全国人民彻底战胜血吸虫病、不断夺取各项事业发展的新胜利提供了不竭动力。

第一节

实事求是探路

　　世上本无路，万事开头难。习近平总书记指出，实践反复证明，能不能做到实事求是，是党和国家各项工作成败的关键。20 世纪 50 年代初，备受血吸虫病摧残的余江，因缘际会迎来江西省血吸虫病防治所迁驻，历史性担负起为全省疫区探寻防治血吸虫病之路的光荣使命。"志不求易者成，事不避难者进。"科学普及、灭螺治病、管水管粪等工作的开展，推动一项项防治试验落地余江，也让一位位血防战士成长在余江。三年磨砺，余江经验愈足、方法渐明、胆识更壮。

一、创设专业性机构

防治血吸虫病既是一项有较高技术要求的工作，又是一项移风易俗的群众工作，更是一项重要的政治工作，离不开疫区党政的组织协调和大力配合。在党组织的领导下，创设防治血吸虫病机构，是疫区血防工作顺利开展的关键。

1953 年 4 月，江西省血吸虫病防治所由浮梁迁来余江邓埠镇，原驻德兴的第八至第十组改为余江实验工作组，选定马岗乡为实验区，开启了余江血防工作的大幕。省血防所十分重视余江实验组建设，专门组建了以曾在九江市卫生防疫站工作过的罗炎松为组长的由十名队员组成的工作组，并于 9 月进驻上黄村开展各项预防试验工作。与此同时，省血防所特别注重与余江县卫生科等县区乡党政机构的沟通协调工作。1953 年 12 月，余江第一个基层血防领导机构——上黄村血吸虫病防治委员会——成立，乡长张来生任主任委员，村长黄余才任副主任委员，另有委员三人，正副组长各四人。上黄村血吸虫病防治委员会的成立，大大推动了实验组在村内各项预防试验工作的开展。1954 年，由省血防所转设而来的上饶专区第一血吸虫病防治站在《上黄村粪便管理试点工作开展情况》中谈到上黄村血吸虫病防治委员会时指出："一般工作通过防委会就可以办一切事情，经过防委会研究，大的问题，通过群众会讨论通过后，也就可以办了。"当时，中央对成立血防领导机构还没有明确指示，省、专区也未作相关要求，一些疫区防治血吸虫病甚至还没提上日程。因此，虽然机构层级不高，但余江创设基层血吸虫病防治委员会的举措既务实创新又非常具有前瞻性。余江上黄村血吸虫病防治委员会也是全省较早成立并发挥作用的基层血防领导机构。

随着各地血吸虫病防治试验工作的铺开，组设相关议事协调机构以加强政府对防治工作领导的紧要性越发突出。为此，1954 年 12月，江西省人民政府发出《关于防治血吸虫病工作的指示》，强调"血吸虫病防治机构，必须统一由当地政府直接领导。在血吸虫病流行较严重的地方，都应以政府负责人为首，吸取有关部门参加，组成血吸虫病防治委员会，以统一领导防治工作"。余江认真落实省政府指示要求，于 1955 年 4 月成立县血吸虫病防治委员会，县长陈近好任主任委员，县卫生科科长黄逸生、上饶专区第一血吸虫病防治站站长张东来和国营邓家埠农场场长李景瑛为副主任委员，县卫生院、农林水利科、民政科、国营更新农场及三个疫区的行政负责人为委员，并在委员会下设办公室和秘书、计划实施、宣传教育三个组，同时各乡分别成立防治小组，共同配合开展血吸虫病防治工作。县级层面血防委员会的成立，初步建立起县域内各防治责任部门之间的血防工作联系机制，密切了各部门相互之间的工作联系和有效配合，保障了余江疫情调查从已知疫区向全县其他可疑地区延伸的现实需要，对于尽快摸清全县血吸虫病流行情况、有针对性开展防治工作起到了促进作用。

1955 年 11 月第一次全国防治血吸虫病工作会议召开后，全面建立党对防治血吸虫病工作的领导成为血防工作新的方向和要求。12 月，上饶地委、专署联合发出指示，要求"由党内到党外都必须建立血吸虫病防治的领导机构，除地委已成立血吸虫病防治七人小组和专区已成立血吸虫病防治委员会外，凡血吸虫病流行地区的县市都必须于 12 月底成立血吸虫病防治五人小组，在区委与乡支部应成立血吸虫病防治三人小组，并在行政上成立县（市）区乡血吸虫病防治委员会，工、矿与农业生产合作社成立血吸虫病防治小组，负责防治血吸虫病工作"。中央要求和省、专区指示传达到余江后，县委经过充分酝酿，于 1956 年 1 月 17 日正式成立了县委血防五人小组，县委委员、副县长吴早孙任组长，成员包括县委农工部部长刘福、县委宣传部部长徐深山、上饶专区第一血吸虫病防治站站长张东来和县卫生院副院长童义德。1 月 26 日，县血吸虫病防治委员会人员构成作了相应调整，吴早孙任主任委员，徐深山任副主任委员，成员由农业、卫生、血防、妇联、青年团等部门负责人组成。县委血防五人小组和县血防委员会两机构下设统一的办公室，起初设在县卫生科，2 月搬至疫区中心邓埠镇与血防站合署办公，张东来、童义德分任正、副主任，并抽调县卫生科、卫生院和血防站三名干部专职负责办公室日常工作。1 月下旬，从召开全县消灭血吸虫病和"除四害"专业会议到布置全县灭螺民工支援调配，从组织水利人员协助"开新填旧"工程测绘计算到协调各部门各团体参加灭螺会战，县委血防五人小组一成立就投入全县第一次大规模群众性灭螺突击战系列紧张筹备工作中去，充分展现了党委领导血防工作体制的强大组织力、号召力和执行力。

　　正是有了 1953 年到 1955 年，血防领导机构从村到县、从行政到党委层级的不断健全和完善，余江才能够在 1956 年年初"大部分地区的防治工作仍然是卫生部门在单干，还没有得到农业、水利等其他部门的配合；同时卫生部门也没有主动地取得其他部门的配合，其他部门也不知道应该怎样配合"的情况下，在全县首次大规模群众性灭螺突击战中就实现了灭螺工作的跨部门协调配合和灭螺民工的

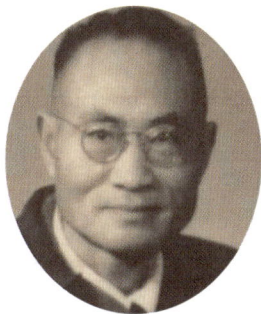

◆　吴光（1904—1977）

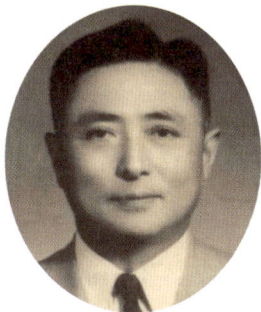

◆　苏德隆（1906—1985）

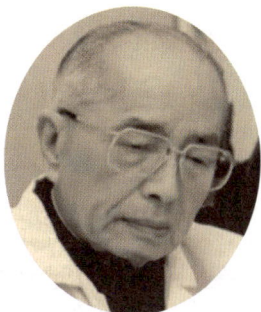

◆　黄铭新（1909—2001）

跨区域调配，在全国消灭血吸虫病的人民战争中成功下好了先手棋，并吸引了中央血防九人小组办公室专家视察组吴光、苏德隆、黄铭新等一行 5 人于 2 月下旬深入余江开展考察。

二、开展专题性探索

马岗实验组进驻上黄村之初，尽管村民饱受血吸虫病之苦，但基本没有人说得清这到底是怎样一种病；对张东来、罗炎松等血防工作者来说，尽管大家熟知血吸虫病流行的三大环节，知晓血防关键在于"两管一灭"和救治病人，但在余江到底采取什么样的方法才能有效斩断血吸虫病流行链条，心里也都没底。摸着石头过河，在所难免。

探路始于调查。1953 年 4 月 22 日至 5 月 18 日，实验组展开了对马岗乡的首次较为全面深入的调查，尝试了书写墙头宣传标语、在各类会议上科普血吸虫病防治知识和入户个别讲授等血防宣教方式方法，开展了粪便检查、钉螺调查，初步掌握了全乡病患数量、有螺沟塘及患病率、钉螺感染率等疫情数据。最为关键的是，在调查中，群众普遍反映"复兴坝修好了，很多沟里水都流通了，我们下水去做工，发痒好些了，也不大会起红点子"，而起红点子，正是血吸虫入侵人体造成尾蚴性皮疹的典型症状，这似乎揭示了余江灭螺运动的方向。

新中国成立后，为解决余江白塔河沿岸农田灌溉问题，省水利部门于 1950 年 12 月开始动工修建白塔东渠，改建淤塞损毁严重的"肖公陂"。白塔东渠和复兴坝在有效保障国营邓家埠农场、平定乡、潢溪乡 6.1 万亩良田灌溉用水的同时，也使得沿途血吸虫病疫区在水利改良、水流畅通的影响下，血吸虫病患者新增数量明显趋缓。基于此，血防工作人员得出"修建水利能够控制血吸虫病蔓延"的重要认识。1953 年年底，省血防所也在《两年来工作总结及今后方针任务》中明确提出："以余江县为重点实验，配合农林水利部门，以兴修水利，保证农业发展为主，修改钉螺生活沟渠，面积加实，体积加深，增加水之流速，沟渠两岸造成极倾斜的坡度，铲除杂草，改变钉螺生活环境，以求达到消灭钉螺的目的。"1954 年，省血防所又派出两个调查组扩大调查范围，并在省血吸虫病防治辅导组王鸿声医师的协助下，对马岗乡和国营更新、邓家埠两个农场进行疗效复查，从而进一步证实了改良水利与减少血吸虫病感染的关系。与此同时，实验组人员在查螺中发现，白塔东渠兴建过程中开的新沟里无螺，用开新沟的土填埋的旧沟里的钉螺也变成了白色的螺壳。紧接着，实验组人员又通过马岗乡小麦湾村和国营邓家埠农场两地的土埋灭螺试验，确认了"开新填旧、土埋灭螺"方法的有效性，最终为余江明确了主要围绕农田水利建设开展土埋灭螺这一适合自身实际的灭螺技术路线。"看似寻常最奇崛，成如容易却艰辛。"余江寻求灭螺方法的过程充满了曲折，两年间，实验组人员陆续开展了人工捡拾、火烧、茶枯、硫酸铜、巴豆、苦楝树皮、桉树叶、"三光"等灭螺试验，在无数次希望的破灭中执着如初，这才拨得云开见月明，找到灭螺的正确方法。1954 年 10 月，途经马荃乡、张公桥良种场、国营邓家埠农场西部疫区的白塔西渠开工建设，并于次年 4 月竣工，再为余江疫区血吸虫病防治增添了新的助力。

白塔东、西渠和复兴坝的建成，还为疫区通过填塞旧水塘、划分专业水塘，开展管水工作提供了现实可能。1956 年 9 月，李俊九在县血防干部扩大会议总结报告中即提出："在有白塔东西渠流灌的地方，除留一个塘洗马桶外，其余死水塘可以废掉，尽量争取用活水；在没有流水通过的地方，仍应划分一下用水塘、水井，不能用的就修理，因为疫区一般都有白塔渠的活水流通，可以不必挖新井。"这无疑大大降低了余江管水工作的技术难度和运作成本。饮用水则是建议群众饮用井水，而且鼓励喝开水。

开展管粪探索是江西省赋予余江的重大使命。1954 年 12 月，省政府在《关于防治血吸虫病工作的指示》中明确指定，余江马岗乡和国营邓家埠、更新农场等重点地区"逐步推行粪便管理，将人粪、狗粪、牛粪收集存贮一个月以上，把虫卵杀死后再用为肥料"。省政府的指示，既是给余江交任务，也是对余江前期管粪工作的肯定。

实验组进驻上黄村后不久，便请求省血防所拨给经费，同时在马岗乡政府和上黄村群众的大力支持下，通过发动群众拆除旧祠堂、小庙筹措建厕木料、石料，参加义务劳动等方式，在该村修建起四座"合厕分储"的公共厕所进行粪管试点。每座公共厕所十个蹲位，每个蹲位后建一口加盖储粪窖，每户一位一窖，归户所有，统一管理，定期储粪。在建厕过程中，村血吸虫病防治委员会和四个粪管组订立粪管公约八条。1954年春耕前全部竣工后，全村群众大会召开，公布公共厕所建筑经费和粪管公约，宣传粪便管理的意义和好处，全村的露天茅坑和粪窖迅即被淘汰，极大改善了村庄环境。1954年

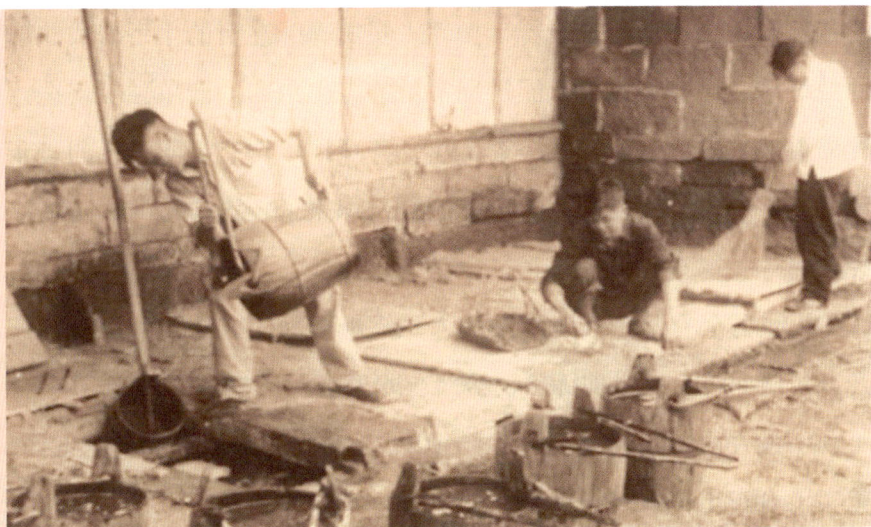

◆　密封粪窖

春，实验组在国营邓家埠农场通过修建三座容量 200 余担的大型粪池轮流储粪的方式开展了"三窖轮储"粪管试点。上黄村和国营邓家埠农场以修建厕所为主要方式的粪管试点，为余江疫区粪管工作积累了初步经验。

防治结合是消灭血吸虫病需要长期坚持的一项重要原则。安全救治患者是开展血防工作的重要一环。省血防所迁驻余江后，在邓家埠站部设住院部，置病床 50 张，并汲取之前在德兴、玉山等地治疗护理的初步经验，于 1953 年 9 月开始尝试使用酒石酸锑钾、消吸锑、福阿亭等药物收治早期血吸虫病患者。两年间，医护人员在治疗实践中不断摸索，医生们明确了药物选取上酒石酸锑钾 20 天疗法的优势及用法用量治疗步骤，护理人员由静脉注射的生手变成注射的熟练手，检验人员由只能辨别常见的寄生虫卵到能单独负责全疗程的血液、尿、大便常规检查工作，各项技术均有不同程度的进步和提高，形成了较为规范的诊疗流程，积累了较为丰富的血防临床经验。

为缓解全省及余江血防工作人员短缺局面，省血防所还在余江开办了两期防治人员训练班，培训在职卫生人员 51 人和有志社会青年 69 人，特别是这 69 名青年结业后被分配到各血防站、组工作，充实了血防工作力量。其中，驻上黄村实验组组长罗炎松、县血防站医生李正兰等一批训练班学员在此后消灭血吸虫病的人民战争中

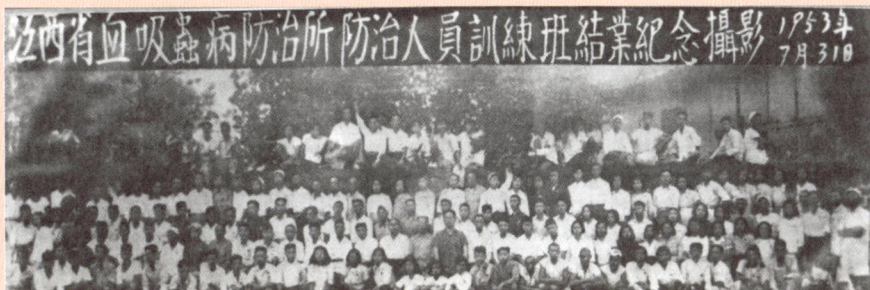

◆ 1953年，江西省血吸虫病防治所防治人员训练班结业纪念合影

迅速成长起来，并对余江率先消灭血吸虫病产生了积极作用。余江两年多全方位的防治试验工作，为血防各条战线集聚、培养、锻炼了一批业务能力强、职责使命感强的工作队伍，为后期大规模防治工作的开展储备了至关重要的人才力量。

三、提出坚定性口号

政治口号具有引领方向、宣传政策、鼓舞人心的独特功能。中国共产党在各个历史时期都把适宜的口号宣传作为推动工作的重要辅助手段。在血吸虫病防治工作中，政治口号也同样发挥了巨大的、不可替代的作用。

1955年11月，"一定要消灭血吸虫病"这一号召首先由深切关怀人民疾苦的毛泽东发出。随即，统一领导全国血防工作的中央血防九人小组成立。11月22日至25日，在上海召开的第一次全国防治血吸虫病工作会议，确定了"加强领导、全面规划，依靠互助合作，组织中西医力量，积极进行防治，七年消灭血吸虫病"方针，具体步骤为"一年准备、四年战斗、两年扫尾"。

党中央的指示必须贯彻落实，江西省委立刻进行了部署安排。上饶专区第一时间召开血防专业会议，传达中央与毛泽东的指示及第一次全国防治血吸虫病工作会议精神，提出"一年准备、三年战斗、一年扫尾"的任务，制定了专区血吸虫病防治五年规划，并指定余江县作为血吸虫病防治试点区域。这对余江是一种肯定，更是一份沉甸甸的责任。

余江县委对试点工作非常重视，"自毛主席指示七年消灭血吸虫病，在上级党委和县委的重视与支持下，基本上开展了预防治疗工作，特别是省里指示把我们县里作试点，更促进我们在二年消灭的信心"。1955年11月，余江县委召开全县党员大会，学习贯彻毛泽东"一定要消灭血吸虫病"的伟大号召和第一次全国防治血吸虫病工作会议精神，按照中央"一年准备、四年战斗、两年扫尾"的七年消灭血吸虫病规划，对全县消灭血吸虫病的大致方案进行了讨论。上饶专区第一血吸虫病防治站站长张东来汇报两年来的余江血防工作，总结了做好血防工作的经验，特别是关于具有开创意义的"开新填旧、土埋灭螺"方法的介绍，给予了大家消灭血吸虫病的信心和底气。张东来指出："对血吸虫病不要怕，可以治可以防，解放以来由于中国共产党人民政府，省委、地委、县委对这样病非常重视，增加防治人员力量，经费有计划的控制，这样个病限期消灭。"他还大胆提出至 1957 年两年消灭血吸虫病的设想，得到县委的大力支持。"要求在 1957 年根绝此病"随即被写入了《中国共产党余江县党员大会总结报告》。

随着两年消灭血吸虫病限期的提出，发出强有力口号以增强余江人民抗击血吸虫病的信心愈发重要。1955 年 12 月 7 日，余江县委下发《关于防治和消灭血吸虫病害计划方案》，拟定了两年消灭血吸虫病计划，明确了两年消灭血吸虫病的目标及步骤，并为完成这一任务提出了具体要求，"为了完成以上光荣而艰苦的防治任务，所在区委、支部必须加强领导，大力支持，指派专人负责，具体领导，发动群众，做好宣传动员，严格遵守防治工作的科学管理，此外，卫生院及防治专业人员必须从关心群众健康出发，认真负责，做好技术指导，发现问题，及时解决，为农业社会主义改造提供有利条件，使受患群众在健康上提出重大保证"。12 月 12 日，县委进一步提出"半年准备，一年战斗，半年扫尾，两年消灭血吸虫病"的战斗口号，决心带领余江人民与血吸虫病继续展开艰苦卓绝的斗争。强有力的口号给予余江人民以抗击血吸虫病的信心，为"送瘟神"

战役指明了方向，在余江这场人民战争中发挥出巨大的作用。

"两年消灭血吸虫病"是口号更是实际行动。为确保两年规划的实现，提升余江人民的凝聚力，余江县委在邓埠镇街头张贴中共中央批转中央血防九人小组《关于召开防治血吸虫病会议的报告》，鼓舞了余江人民。这份报告不仅是传达中央的指示精神，更是余江县委对血吸虫病正式的宣战书。实际上，这份报告的发出也是经过余江县委再三斟酌的。李俊九晚年回忆说："张贴不张贴，我思考了几天几夜，当我看到疫区人民把消灭血吸虫病当成他们土改后的'第二次解放'，我也感动得热泪盈眶，至今心里还是热乎乎的。"

余江县委"两年消灭血吸虫病"口号的提出，是在中央"七年消灭血吸虫病"方针基础上的大胆设想，但并非天马行空。截至1955年年底，余江已基本摸清全县疫情，治好了700余名病人，锻炼了血防干部队伍，找到了"开新填旧"等一套切实可行的预防方法，全疫区也全部实现了农业合作化，转土地私有为集体所有，为统一规划土地和"开新填旧、土埋灭螺"创造了有利条件。遇事无难易，而勇于敢为，充分的"探路"试验给了余江县委敢为人先的底气，一场轰轰烈烈的大规模血吸虫病防治运动就此展开。

第二节

艰苦奋斗建功

　　艰苦奋斗是我们党的宝贵精神财富。越是伟大的事业，越充满艰难险阻，越需要艰苦奋斗。习近平总书记指出，奋斗是艰辛的，艰难困苦、玉汝于成，没有艰辛就不是真正的奋斗，我们要勇于在艰苦奋斗中净化灵魂、磨砺意志、坚定信念。在 20 世纪 50 年代消灭血吸虫病的人民战争中，近乎一穷二白、缺医少药的余江，全县上下团结一心，大力发扬艰苦奋斗精神，攻难关、解难题，在中国人民同血吸虫病斗争的伟大事业中写下了光辉的一页。

一、重重苦难叠疫区

位于赣东北腹地的余江，建县历史已有 1000 余年，"上控闽浙，下襟江湖，扼鄱水之咽喉，阻信江之门户"，古时曾有"鱼米之乡"之称。进入近代以来，由于政治社会动荡特别是血吸虫病困扰，余江农村疫区村毁、人亡、田抛荒成为普遍现象，幸免于难的老弱妇孺和一大批血吸虫病患者劳力弱、收入低，生活质量每况愈下，到处是一片"千村薜荔人遗矢，万户萧疏鬼唱歌"的惨状。新中国成立之初，余江粮食平均亩产仅为 65 公斤。至 1953 年，备受血吸虫病折磨的疫区人民，年年要国家供应半年以上的口粮，40% 的农户全靠政府救济和贷款过日子。

新中国成立后，及至省血防所下乡开展防治血吸虫病宣传早期，诸如"狮子岩仙狮发怒，吐涎水播病"等封建迷信观念依然牢牢束缚着余江疫区群众的思想，"命不好"的自怨自艾、听天由命的无可奈何和亲人离世的深切悲恸，成为疫区群众心头挥之不去的梦魇。在"前世修得到，下床便是灶，灶边是猪栏，栏边是粪窖"传统观念影响下，余江农村疫区的农户生活卫生环境状况同样堪忧。弓塘村老支书吴振才回忆说："在上世纪五十年代，村民家家户户都有用稻草秆围成的简易厕所，除了臭气熏天、孳生蝇蚊，其卫生状况堪忧外，遇到下雨时，雨水会将厕所冲塌，带有粪便的污水就四散开来，直接流入水塘；村里人会将自家厕所中粪便随意带到田地里做农家肥，特别是农忙急需用肥时，会直接将新粪上到田地里；家家户户的尿桶也会在村里的水塘里冲刷。"如此一来，血吸虫卵回到水中，寄居钉螺体内进一步成长后逸出形成疫水，群众农业劳作、水上捕鱼、生活用水等均是和疫水打交道，血吸虫病感染形成"患者—虫卵—疫水—新的感染"闭环，生活此间的群众被感染就成为不可避免的事。

　　疫区农村艰苦困顿的环境注定了驻地开展血防工作绝不是轻轻松松就能完成的。1953 年 9 月，罗炎松带领全组队员背着行李、药械徒步来到马岗乡上黄村驻村开展防治试验工作。刚开始时工作环境十分艰苦，实验组的"宿舍"由一栋农户关牛的房子简单修理而成，每人睡在一张竹床或老乡们拆下的村里旧戏台的台板上。由于实验组经费无法支撑自办伙食，同时也是为了和群众打成一片，组员便在老乡家中吃"派饭"，而老乡的生活也都十分贫困，吃的也是"两稀一干"，还是靠政府救济。为了让大家吃得好些，老乡们拿出了平时自己都舍不得吃的菜油。白天群众大都下田劳作，防治宣传工作只好选在晚间开展。可晚间，村庄杂草丛生的四周常有野兽出没，群众不敢外出。罗炎松等便几个人一组，上户串门，做宣传发动工作。受困于旧社会长期愚民政策的影响，新中国成立之初，江西全省人口 80% 以上是文盲、半文盲。余江疫区群众受教育程度和文化水平普遍不高，最初面对血防工作人员的防治宣传时，看不懂宣传标语，尾蚴、毛蚴等专有名词"让人越听越糊涂"是很多朴实农民的真实感受。

除此之外，由于余江还处在国民经济刚刚全面恢复和初步发展时期，各方面物资供应还比较紧张，住院部病人所需的蚊帐、棉被等生活物资缺乏，石灰、茶枯等灭螺物资不能及时供应；诊治病人所需的显微镜、血压计等基础医疗设备也有明显缺口，以致瑶池乡收治的 150 个病人，只能排队使用 1 架显微镜；参与晚期血吸虫病患者救治的中医的生活费，全靠收取药费来解决，然而一般上半年患者药费收缴又很困难；1956 年疫区患者对治疗信心高涨，普遍要求治疗时，余江自身救治能力又难以满足群众的集中治疗需求……凡此种种，都对余江血防工作形成了很大的阻碍。

余江疫区生活和血防工作环境的艰辛，毋庸置疑。个别同志因为"农村工作太苦，农民思想落后，乡村干部不支持，工作推动有困难"，或"认为搞农村预防工作没有前途"，因而"要求调回站搞病房工作"，"甚至消极不干工作"。对此，县委书记李俊九在 1956 年 9 月 27 日全县血防干部扩大会上的总结报告中坦然指出："农村生活艰苦这是事实，但我们能否说，因为农村生活艰苦，就不去搞农村预防工作呢？应该知道，正因为疫区由于血吸虫病的危害，环境艰苦，所以才要我们去进行预防工作；消灭血吸虫病的过程，就是一场艰苦斗争的过程，没有克服困难、顽强斗争的革命精神，是不能想象取得成绩的。"李俊九鼓励大家："工作上的困难是会不断发生的，但是却吓不倒勇于克服困难的人。"

二、不畏艰险勇破题

一切难题，只有在实干中才能破解。前进道路上，必须以越是艰险越向前的精神奋勇搏击、迎难而上，不在困难面前低头，不在挑战面前退缩，以顽强斗争赢得优势、赢得主动、赢得未来。

余江党政领导干部不仅没被困难吓倒，更是主动向困难进击。他们坚持以身作则，既做不畏艰难的勇者，更做千方百计为血防工作出实招、谋良策、解难题的智者。省血防所迁驻邓埠镇后，主持县委工作的副书记赵新民指示把县委仅有的两辆自行车中的一辆交给省血防所使用，以方便血防工作人员开展工作。李俊九、吴早孙等党政领导人深入疫区调研则都是徒步。特别重视干部思想工作，是李俊九抓好血防工作的一个特点。近三年时间里，他多次在会议上与血防工作人员和基层干部倾心交谈：面对有的同志表现出的满足现状、盲目乐观的心态，他及时予以警醒，助其增强忧患意识；面对有的同志片面强调农村环境苦、不安心工作，他适当提出批评，并勉励这些同志发扬艰苦奋斗、踏实苦干精神；面对有的同志一心求稳、畏首畏尾、过分担心顾虑影响工作开展的情形，他用做好血防工作的大道理为他们鼓足勇气。此外，李俊九还经常深入病房访问病员，找医务人员谈话，对他们提出的问题进行及时解决。吴早孙驻疫区工作时，"哪里推不动，哪里有困难，我就到哪里去，和那里的干部群众一起想办法出主意，就地把问题解决了"。在县党政领导的示范带动下，区乡干部也积极行动起来，有的经常主动找血防干部、医生了解情况，研究工作、征求意见、解决问题，有的冒雪上门动员病人，极大地推动了一系列血防难题的解决。

面对防疫物资短缺的现实困难，余江上下充分发挥主观能动性，茶枯、石灰等县委能够协调解决的，当即由县委出面对商业等部门作出指示设法调集；石材、木料等通过发动群众自筹能够解决的，则耐心做好群众工作，动员群众通过挖掘旧宅屋基、拆卸建筑旧料加以筹措。无法自行解决的，如显微镜等医疗器械，一是以县委血防五人小组名义请求上级拨给，二是通过上饶专区第一血吸虫病防治站渠道向省、专区寻求支援。1955年10月至12月，上饶专区第一血吸虫病防治站函请上饶专署卫生科协调从专区人民医院拨给一具在该院利用率不高却对血吸虫病检测大有作用的比色计，以便开展生化检测；函请江西省卫生防疫站借用各种寄生虫病、妇婴卫生、呼吸道等宣教模型，以便在邓埠镇第二次物资交流大会上开展宣教工作；函请江西省卫生厅电影放映队来余江血吸虫病疫区放映宣传，以鼓舞群众掀起防治血吸虫病高潮。这些函请都获得了对方积极回应，并在血防工作中取得了较好的成效。

面对血吸虫病救治力量的不足，余江一方面通过省血防所开办防治人员训练班学员留用及由上饶专区第一血吸虫病防治站转设的余江县血防站不断充实自身力量，另一方面借助省领导方志纯蹲点调研和省血防试点县的便利，极力争取省、专区血防支援队伍前来余江开展救治工作。1956 年至 1958 年间，江西省先后派出 4 批 82 名医务人员支援余江县血吸虫病防治工作。上饶专区第一血吸虫病防治站有一次派出全站 25 人来余江支援，还有一次派出整个防治组 7 位同志前来余江支援。在县委、县政府（县人委）协调之下，1954 年至 1958 年，县卫生行政部门从全县各医疗卫生单位抽调医务人员以及聘请社会开业医生，派驻疫区参加血防工作，驻疫区时间少则几个月，多则两三年，极大缓解了疫区自身血防医护力量薄弱与血吸虫病患者众多的矛盾。面对晚期血吸虫病患者救治难题，余江认真贯彻上级指示精

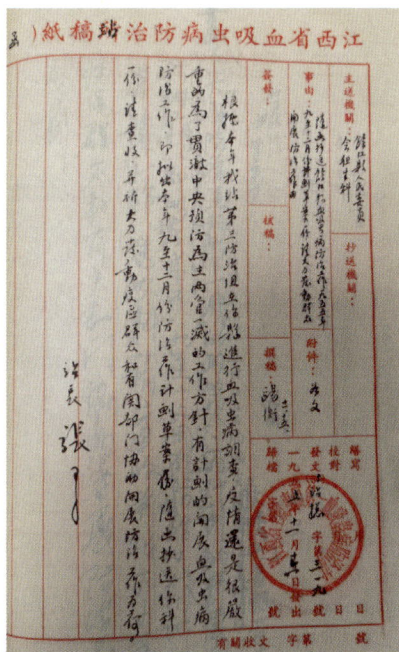

◆　张东来致余江县人民委员会卫生科请求大力发动群众开展防治工作的文件

神，相继邀请广丰籍中医医师徐祖礼、东乡籍中医医师饶青山，支持鼓励本县中医医师赵海明加入晚期血吸虫病患者救治试验，均取得了不错的治疗效果。

面对因患者贫困造成的医药费、伙食费收缴困难问题，余江按照上级指示精神，采取减免缓以及由民政部门拨给社会福利救济费，区乡政府及农业社、生产队通过预支现款、协助贷款或工分补助的方式予以帮扶，极大解决了医患双方共同面临的救治费用难题。

三、坚持苦战求胜利

习近平总书记指出，艰难困苦能够磨炼一个人的意志。余江广大群众和血防工作者在消灭血吸虫病的战斗中，不怕苦、肯吃苦，发扬革命乐观主义精神，把吃苦耐劳的宝贵品质展现得淋漓尽致。

从1953年省血防所迁驻余江至1955年中央发出"一定要消灭血吸虫病"号召前，防治血吸虫病主要是血防工作人员的任务。三年间，他们不畏艰难，扎根疫区探寻防治良策。面对家人对自己当"屎医生"的不理解，面对疫区群众"肚子大的不治，肚子不大却说有病"的误解，他们坚持医者仁心，埋头苦干，用耐心和时间换来防治技术的突破和疫区群众的觉醒。青年医生李正兰在1953年除夕写给母亲的家信中讲道：当"屎医生"是艰难的，既脏，又臭；既苦，又累。因此，初来时我哭过，哭得很伤心。但事实教育了我，训练班两个月，使我懂得血防是光荣豪迈的事业。在疫区，那些瘦骨嶙峋的大肚子的老大爷、老大娘，一个个拉着我的手，夸我是"救苦救难的活观音"。这时，我哭了，哭得好痛快。我是新时代的青年，为了祖国昌盛，为了人民健康，血防工作我不干谁干？妈妈，我

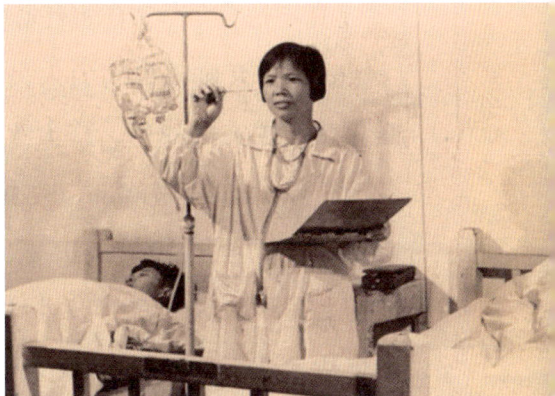

◆ 李正兰在为病人测体温

铁了心了：勤奋工作，奋斗终身。李正兰一心扑在血防事业上：她刻苦钻研业务，成为注射锑剂的能手；她谢绝上级多次调动，甘心在县血防站做一头"老黄牛"；她为了扎根余江，于是在第二故乡安了家。

长期以来，粪检是患者确诊血吸虫病的确切指标。粪检工作却是令很多人望而却步甚至闻之色变的一项工作，群众起初误解血防工作人员为"屎医生"也源于此。检验员收集到粪便后，需要先一份一份用水洗，过筛去渣，将粪汁反复换水至水清；然后静置沉淀观察，遇到气温低还要烧炭火加高室温。一份大便要在24小时内观察多次，操作时这个味道是不言而喻的。血防站医生李国华回忆余江传奇检验员甘泉怀从事粪检工作时说，甘泉怀"干这项工作挺来劲的，他穿着水鞋，一会儿操作，一会儿观察孵化瓶，很是麻利"，

"不是真不怕臭，是工作责任心使然"。

全面消灭血吸虫病的人民战争开始后，在一次次冬春大规模群众性灭螺突击战中，广大灭螺群众傲霜斗雪，风雨无阻，他们自带干粮、工具来战斗，发挥了高度的社会主义劳动热情。在1956年年初全县第一次灭螺突击战中，乡与乡、社与社在灭螺工地上开展了劳动竞赛，洪湖、塘桥、水北、新店等乡的群众挑灯夜战，两天半完成了五天的任务；洋源乡的群众天不亮就上工，早中饭都在灭螺工地上吃，三天的任务两天完成；打铁夏家100多名民工带被子、粮食、柴火住在工地，县长问他们为什么不回去，他们愉快地回答"要赶快搞，搞完了好回去生产"。在1956年冬第二次灭螺突击战中，马荃第一社70名民工在队长吴佰魁的领导下，每天早出晚归，有时冒着细雨开工，仅以6天的时间就完成了15天的工作任务，并且在工程质量方面也合乎标准。各预防组血防技术人员除了在工地上确保工程质量之外，还参加挖土、担土等具体的灭螺工作，有的手掌被锹镐磨起了水泡也不肯休息，有的在工地上捕捉钉螺，现场向民工讲解其危害性和生活习性，使群众了解钉螺及灭螺的意义。就这样，余江从1953年开始血吸虫病防治到1958年5月基本消灭血吸虫病，累计发动群众4.2万余人次，投入劳动日231.4万个；填旧沟347条，长191公里；挖新沟88条，长117公里；填旧塘503口；完成土方 416.4 万立方米，历经苦战，基本上完成了大面积的灭螺任务。

水利技术员陈则民在灭螺大会战期间，自始至终奋战在第一线。在灭螺工地上，每天都能见到他忙碌的身影。白天，他负责带领技术人员对水利和钉螺分布范围进行系统勘测，制定施工方案；晚上，他负责画图纸、算土方，计划安排第二天的任务，经常忙到深夜，甚至天亮。成天泡在疫水里的他，唯一的防护措施只有一双高筒套鞋。累了的时候，他鞋子也不脱，就横躺在床上眯一会儿。有一次，同事看到了，轻轻走过去，想帮他脱鞋。他立即被惊醒，以为又来了任务。隆冬季节，寒风刺骨，大雪纷飞，他带领同事们冒风顶雪，手拔茅草，脚踩烂泥，挥动小红旗，不顾被冰凌划破刀割般的疼痛，把一根根木桩打进深泥里。由于整天忙于工作，无暇顾及家庭，陈则民经常过家门而不入。妻子舒宝莲也因为经常要帮白塔渠工作人员洗衣、煮饭，忍痛让当时年仅三四岁的大儿子陈小毛和二儿子陈幼毛过了一段在这家喂几口饭，到那家喝几口粥，无人照看的日子。

正如李俊九所说，根除血吸虫病的胜利，是经过艰苦的努力才取得的。余江在既没有成功的经验可借鉴，又缺乏实际防治的知识，还碰到不少思想障碍和各种困难的情况下，不畏艰辛，迎难而上，踏实苦干，勇毅前行，成功地迈出了防治血吸虫病的一大步，这种精神将永远闪烁在岁月长河中，激励一代又一代中国人奋勇向前。

第三节

奋斗书写奇迹

　　一切事业的成功，都是在艰苦奋斗中得来的。习近平总书记指出，中国人民是具有伟大创造精神的人民，是具有伟大奋斗精神的人民，是具有伟大团结精神的人民，是具有伟大梦想精神的人民。余江实现两年消灭血吸虫病目标，树起了全国血防"第一面红旗"，创造了奇迹。在"送瘟神"精神激励下，余江60多年间巩固血防成果，树起水利、征兵红旗，形成农村宅改"余江案例"，再创奇迹。这些奇迹的发生凸显了余江上下团结奋斗、敢为人先、勇于创造的宝贵品质。

一、创造奋进志不移

经过 1953 年以来近三年的宣传、调查、治疗和预防实验，至 1955 年年底消灭血吸虫病的人民战争打响时，余江已基本上普及了防治知识，大体查清了全县疫情，积累了患者救治经验，充实并锻炼了一支能战善战的血防队伍，找到了"开新填旧""两管一灭"等一套切实可行的预防办法。1955 年 12 月，随着县委一声令下，以大规模群众性"开新填旧、土埋灭螺"为主要内容的余江消灭血吸虫病的战斗在疫区马岗乡打响了第一枪。

马岗乡是省血防所划定的血防重点实验区，全乡钉螺集中分布在 25 条大小沟渠、104 个水塘及牛车盘和 50 多亩晚稻田中，经 1955 年春修沟灭螺后，螺情得到一定程度的缓解。因此，当马岗乡再被县委选定为全县首次大规模群众性灭螺突击战试点乡时，全乡上下备受鼓舞。12 月下旬，由洪崖区委调集 7 个乡 1500 余名民工，经过 5 天奋战，填旧沟 13 条，填塞牛车盘 34 个。省卫生厅副厅长邱倬等专家闻讯赶来现场调研，喜忧参半，并明确指出："老沟没有填平，铲下杂草填得不深，不能完全达到灭螺目的。"面对上级泼的"一头冷水"，余江县委认真总结经验教训，秉持坚决消灭钉螺和坚决搞好典型的态度决定马岗乡返工复灭。为不误时节，县委决定在马岗乡返工继续搞好试点的同时，于 1956 年 1 月底在弓塘、蓝田、前山、西畈、倪桂等乡和国营邓家埠、更新两农场同步进行"开新填旧"灭螺战斗。县区乡党政领导人李俊九、吴早孙、舒享茂等也亲自参加到挖土挑筐的一线灭螺战斗中来，极大带动了灭螺群众的劳动热情。洪崖区发动全区 15 个乡的民工，每天出动 4600 余人投入马岗乡灭螺，原定 5 天完成的任务，3 天便高标准完成，共填旧沟 25 条、长 13750 米，开新沟 5 条、长 9540 米，填塞水塘及牛车盘 104 个，取得了在一个乡范围内开展大规模灭螺突击战的经验。至 2 月底，其他各乡和农场也陆续完成预定任务，一举消除了全县约 60% 的有螺面积。1956 年秋开展的灭螺效果调查显示，马岗乡包括 2 条新开沟和 8 条填塞老沟在内的 22 条水沟均没有发现钉螺，再次证实"开新填旧"灭螺方式有效性的同时，也为全县消灭钉螺之战打开了胜利之门。

1956 年 11 月底 12 月初，余江再调集 6500 余名民工开赴马荃乡、弓塘乡、倪桂乡、邓埠镇和国营邓家埠农场等灭螺工地，发起了全县第二次灭螺突击战。战斗至年底基本完工，消除全县约 30% 的有螺面积，基本上完成了大面积灭螺任务。在此前后的两年夏秋时节，余江疫区还全面开展了茶枯、"三光"、火烧、药杀及水田改旱地、藕塘改鱼塘等一系列巩固性灭螺活动。"两管一灭"和救治病人等各项防治工作也在省、专区大力支持下，得到了有条不紊的持续推进。

1957 年 4 月，马岗乡在先后两次灭螺效果检查中继续保持钉螺零发现，已基本达到钉螺消灭目标。7 月中旬，上饶地委血防五人小组办公室派邓逢春、陈保华来余江与当地血防工作人员组成 3 个 4 人调查组，采取普查方式对马岗乡、马荃乡开展灭螺效果调查。经详细调查，马岗乡仅在与国营邓家埠农场、马荃乡路底片三地交界处一段长 50 多米、已改为晚稻田的填塞水沟捕获钉螺 10 只，其中死螺 6 只，活螺 4 只，解剖发现阳性 1 只；马荃乡松山片 29 条填塞老沟及茶枯灭螺的 9.9 亩晚稻田内未发现钉螺，证实马岗乡、马荃乡为基本无螺乡。

紧接着，余江又迎来了一场在余江血防史上具有重大转折意义的国家层级的血防考察。7 月 27 日，中央血防九人小组办公室主任郑岗携中央、江西省委血防领导小组办公室人员一行 8 人来余江检查血防工作。当天前往西畈乡、国营更新农场，第二天赴马岗乡、国营邓家埠农场检查，并指示张锦、池永聚、郑福星、陈保华、涂相琳、舒敏汉 6 位同志留余江开展关于基本消灭血吸虫病实地调查及调查报告起草等工作。7 月 30 日至 8 月 10 日，调查组马不停蹄开展了深入现场调查、干部座谈会、家庭访问及以往工作资料的系统整理等系列调查工作，共检查过去填、修灭螺的水沟 122 条，取 1 平方市尺土样 4537 筐，水塘 7 口，取样 117 筐，仅发现钉螺 42 只，解剖均未发现阳性，再次证明顽强的钉螺在余江已被压缩到最低限度，同时证明马岗乡、马荃乡为基本无螺乡了。参考余江此前两次灭螺效果调查结果，结合救治患者和管水管粪工作开展情况，调查组在最终定稿的《关于余江县基本消灭血吸虫病的调查报告》中明确指出："余江县，各疫区境内的钉螺已经基本消灭，血吸虫病也已接近基本消灭阶段。"《关于余江县基本消灭血吸虫病的调查报告》高度评价了余江"开新填旧"的灭螺方法和"藕塘改鱼塘"对灭螺技术的革新，指出"我们认为开新填旧的灭螺办法最好"，"有些条件可能的地区是值得研究推广的"。是年 11 月底，余江发起第三次灭螺突击战，至 1958 年 1 月陆续完成对弓塘乡、倪桂乡、邓埠镇和西畈乡等地的灭螺扫尾工作，并"突出地表现了决心大、干劲足、质量高、速度快的特点"。2 月 8 日，中央血防九人小组印发（58）中防九字第 3 号文件《中共中央防治血吸虫病九人小组批转〈关于余江县基本消灭血吸虫病的调查报告〉》2100 份，发送中共中央办公厅，农村工作部，卫生部、水利部、农业部、交通部党组，中央防治血吸虫病九

◆ 1958年2月，中央血防九人小组批转《关于余江县基本消灭血吸虫病的调查报告》

人小组组员，全国血吸虫病研究委员会党小组和全国各流行省（市）委、地委、县委防治血吸虫病领导小组。中央血防九人小组在批语中充分肯定了余江两年基本消灭血吸虫病的成绩，指出"这篇调查报告很好，可以说服很多人"，盛赞余江等首批基本消灭血吸虫病的地区是防治战线上的先锋，为全国疫区树立了战胜血吸虫病的先进旗帜，勉励余江等地继续努力，力争彻底消灭血吸虫病，并对余江相关经验作了简要介绍，建议各地积极效仿。余江血防经验自此走向全国。

二、勇树血防第一旗

余江在全国首批基本消灭血吸虫病得到中央认可，《关于余江县基本消灭血吸虫病的调查报告》喜获中央血防九人小组批转，给余江全县上下以极大鼓舞。县委随即发出"乘胜追击，苦战三十天，全面彻底根除血吸虫病"的口号，将全县划分为 6 个"战场"。各疫区纷纷贴出决心书、挑战书、应战书……干部群众再次上阵，一个月内，仅填的旧沟，即可绕余江县两周。1958 年春夏之交，余江消灭血吸虫病的战斗终于迎来了全面胜利的时刻。

在方志纯的亲切关怀指导下，李俊九将余江消灭血吸虫病的经过与经验写成《我们是怎样根除血吸虫病的？》，并刊发在 5 月 10 日的《江西日报》上，宣布余江通过开展"最后的歼灭战"，"取得了全面彻底根除血吸虫病的胜利，实现了疫区人民多少年来对消灭血吸虫病的夙愿"。5 月 12 日至 22 日，江西省委血防领导小组办公室组织省血防所及 23 个流行县市 37 名血防技术人员对余江"两管一灭"和治疗效果进行全面复查鉴定，认为余江血防工作"在消灭钉螺、治疗病人、粪便管理方面，都完全超过中央制定的基本消灭血吸虫病的标准，取得了根除血吸虫病的胜利"。5 月 25 日至 28 日，全省血防工作现场会暨余江县根除血吸虫病庆功大会在余江召开，方志纯邀请全国血吸虫病研究委员会委员、全国医学科学院寄生虫病研究所副研究员孙振中及省内程崇圯等血防专家参加。其间，方志纯陪同专家们走了疫区 3 个乡和 2 个农场，专家们都认为"余江县在灭螺、治病、管粪、管水各方面均已达到根除血吸虫病标准"。孙振中认为，余江"于数年之间，根除了血吸虫病，在医学上不仅是全国而且是世界上史无前例的。为全国各地根除血吸虫病，提供了实践的标准，也为世界各国血吸虫病流行区域的人民，累积了控制疫情的基本经验"。程崇圯也指出："我在旧社会从事医务工作十六年，从来没有听说过更没有看见过哪里曾经根除了血吸虫病，在资本主义国家的文献里，根本找不到血吸虫病可以消灭这一条。如今我不仅听到了，而且亲眼看到了。"5 月 27 日，经专家小组审议肯定后，省委除七害灭六病总指挥部向余江颁发了《根除血吸虫病鉴定书》。5 月 29 日，新华社电文报道《余江县根本消灭血吸虫病》消息，并于次日在《人民日报》第 7 版刊出，向全国宣告了余

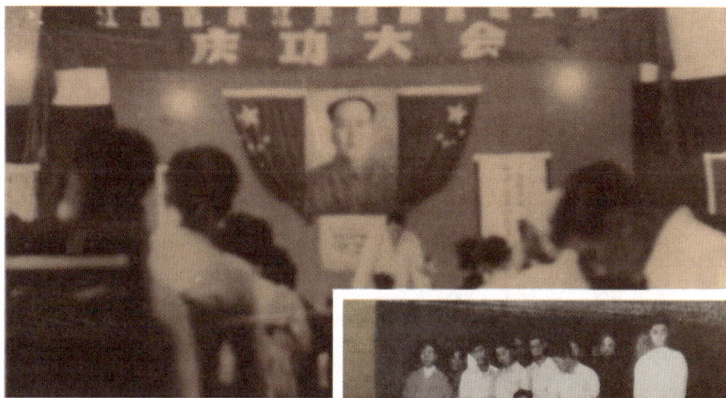

◆　方志纯在余江县邓埠镇主持召开根除血吸虫病庆功大会

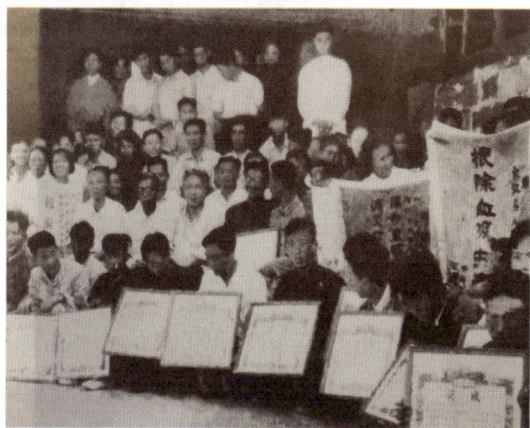

◆　方志纯等人与获奖者合影

江取得根除血吸虫病的重大成绩。6月1日，《江西日报》刊发余江《根除血吸虫病鉴定书》。6月5日，卫生部致电余江县委血防五人小组，祝贺余江县消灭了血吸虫病，称赞余江"在与血吸虫病作斗争中取得了巨大成就，为各血吸虫病流行地区树立了榜样"。

为写好余江根除血吸虫病故事，鼓舞全国疫区人民战胜血吸虫病斗志，《江西日报》记者陈秉彦和《人民日报》记者刘光辉深入余江调研采风，写成长篇报道《第一面红旗——记江西余江县根本消

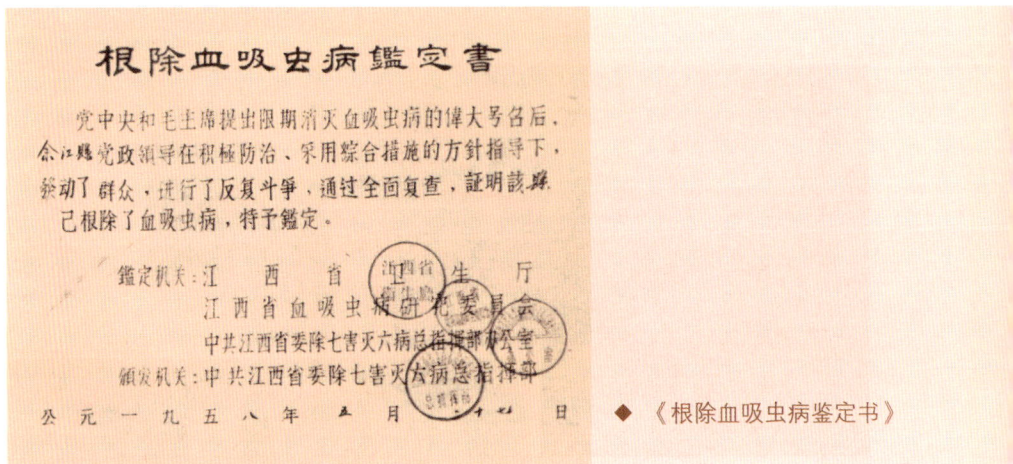

◆《根除血吸虫病鉴定书》

灭血吸虫病的经过》，称赞余江"在全国血吸虫病防治工作战线上插上了第一面红旗——首先根除了血吸虫病，给祖国血吸虫病科学史上增添了新的一页。科学家们认为这是一个史无前例的创举"。6月30日《人民日报》第7版予以全文刊载，配发余江管水图片一幅，并同版发表社论《反复斗争，消灭血吸虫病》，表扬"江西省余江县经过两年来的反复斗争，已经在全国树立起第一面根除血吸虫病的旗帜"。同时，在当天《人民日报》第2版一则《血吸虫病防治工作高速度发展》的通讯报道中再次提到"去年基本消灭血吸虫病的江西省余江县，已根除了血吸虫病"。余江这个赣东北小县独享《人民日报》一期3篇报道加1幅图片的密集关注，足以载入史册。

当晚，毛泽东读到"棺材田"变丰产田、"寡妇村"变幸福村、枯木又逢春、百姓得新生的报道后，思贯古今，浮想联翩，在"微风拂煦""旭日临窗"，喜迎党的生日之际，"遥望南天"，挥毫题诗

《七律二首·送瘟神》：

其一

绿水青山枉自多，华佗无奈小虫何！

千村薜荔人遗矢，万户萧疏鬼唱歌。

坐地日行八万里，巡天遥看一千河。

牛郎欲问瘟神事，一样悲欢逐逝波。

其二

春风杨柳万千条，六亿神州尽舜尧。

红雨随心翻作浪，青山着意化为桥。

天连五岭银锄落，地动三河铁臂摇。

借问瘟君欲何往，纸船明烛照天烧。

《七律二首·送瘟神》是毛泽东自注和解释得比较多的两首作品，充分体现了他对诗作的重视。诗前有小引，表明了创作的缘起和心境。诗后有后记，指出"余江县基本消灭了血吸虫，十二省、市灭疫大有希望"，自己写这"两首宣传诗"聊为消灭血吸虫"一臂之助"，"现在尚有一千万人患疫，一万万人受疫的威胁。是可忍，孰不可忍？"并总结道，"党组织，科学家，人民群众，三者结合起来，

165

瘟神就只好走路了"。3个月后，经过再三打磨修改完善的诗作以《送瘟神二首》为题，连同手稿一并发表在10月3日的《人民日报》上。

余江在全国率先消灭血吸虫病的壮举与毛泽东《七律二首·送瘟神》伟大诗篇相互辉映，极大地推动了全国血防工作进程和人民卫生事业的发展，熔铸其间的"送瘟神"精神也成为激励人们不断奋进的宝贵财富，跨越时空、历久弥坚。

三、激昂斗志夺新绩

消灭血吸虫病，是一场史无前例的人民防疫战争，创造了人间奇迹。从1955年毛泽东发出"一定要消灭血吸虫病"的伟大号召，到余江大胆提出"两年消灭血吸虫病"计划，从1958年余江树起全国血防工作"第一面红旗"，到毛泽东题写《七律二首·送瘟神》，充分体现了中国共产党的坚强领导、人民领袖的为民情怀、共产党人的科学态度和人民群众的磅礴力量。迄今60多年虽已过去，但毛泽东颂扬的"送瘟神"精神，一直激励着余江人民在社会主义建设和改革开放进程中，谱写出一曲曲壮歌，树立起一面面红旗。

血吸虫病事关人民生存健康。为防止其反弹，余江自1958年10月16日发出第一份巩固血防成果文件以来，历届县委、县政府紧绷巩固血防成果这根弦，始终把它当作一项重大政治任务来抓，一届接着一届干，坚持做到"思想不松、机构不撤、队伍不散、工作不停"；广大干部群众和重获新生的血吸虫病患者及其家属纷纷自愿参与到血防巩固工作中来，做起了粪管员、查螺员。至 1983 年，余江虽然时有残螺和感染血吸虫病的患者被发现，但钉螺经解剖均为阴性，未受血吸虫感染，患者多为输入型，并得到及时救治，发现残螺的地点也都及时采取"三光"、药物、土埋等综合方法对残螺进行了复灭。

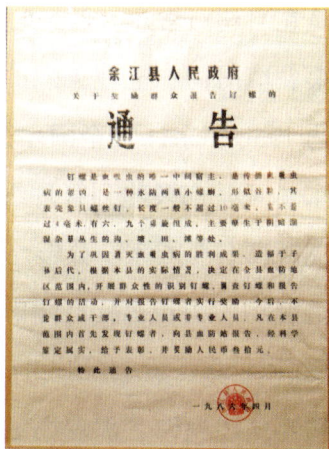

◆　余江县关于奖励群众报告钉螺的通告

1986 年，余江县发出第一份查螺奖励通告，言明凡在该县境内发现钉螺者，一只奖励 30 元。2004 年奖励标准提高到 300 元，2017 年又提高到 1200 元，但至今未有人申领。余江赢得了巩固血防成果 60 多年的重大胜利。

　　兴修水利不仅事关农业的发展，也是防治血吸虫病的有效方法。20 世纪五六十年代，余江在大规模开展血吸虫病防治前后，全县人民发扬自力更生、艰苦奋斗精神，在白塔河两岸先后兴建了白塔东渠、白塔西渠和白塔新渠三大饮水、灌溉工程，总称白塔渠。白塔渠自南向北贯穿整个血防疫区，彻底改变了白塔河流域钉螺孳生环境，在消灭血吸虫病和巩固血防成果中发挥了至关重要作用。特别是在兴建白塔东、西渠时始终把兴修水利与血防相结合，采取开新渠、填旧沟、土埋灭螺的方法，从上游到下游有计划地寸土必清，为 1958 年余江在全国率先消灭血吸虫病奠定了扎实的基础。白塔东、西渠自兴建到管理维修，所用贷款于 1961 年连本带息一次归还，没有要国家一分钱。干渠、支渠、斗渠、毛渠四通八达，保障沿途 21.5 万亩高标准园田化农田告别旱涝灾害。1965 年 8 月 12 日，《江西日报》发表社论《学习白塔渠办好水利事业》，指出：余江白塔渠从建到管，都发扬了党的依靠群众、艰苦奋斗、自力更生、勤俭创业的优良传统，取得了卓越的成绩，为全省水利事业树立了榜样。10 月 13 日，省委、省人委发出学习白塔渠经验的号召，并于

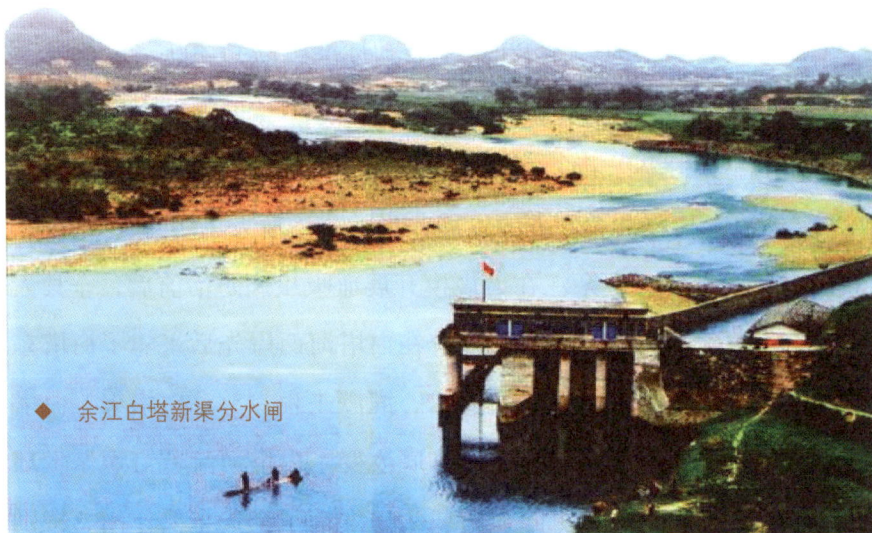

◆ 余江白塔新渠分水闸

11 月作出《关于在全省开展学习白塔渠的革命精神和先进经验的决定》，指出白塔渠是全省水利战线的一面红旗。这是余江摘得全国血防战线"第一面红旗"后，夺取的又一面红旗。10 月 23 日至 11 月 1 日，水利部在余江召开全国水利管理现场会，号召全国各地学白塔、赶白塔，将余江自力更生建设水利的精神推向了全国。

参军入伍，保家卫国，曾是余江疫区广大青年无限渴望却很难企及的梦想。有一年，疫区马岗乡 50 多名适龄青年满怀热情参加征兵体检，结果竟无一人合格。自消灭血吸虫病以后，困扰疫区青年的入伍体检再也没能阻挡住他们参军的步伐。极具象征意义的是，1953 年 12 月接受治疗并获得痊愈的蓝田畈竹院村青年张国栋，于余江消灭血吸虫病的 1958 年闯过 120 多项体检关，成为新中国成立后余江籍第一位空军飞行员。多年后，从空军航空兵某师政治委员职位退休的张国栋在接受采访时一再说："没有毛主席'一定要消灭血吸虫病'的号召，没有血防站，可能我早已不在了……做梦也没想到我还能当飞行员。"张国栋从一个早期血吸虫病患者到空军特级飞行员的惊天逆

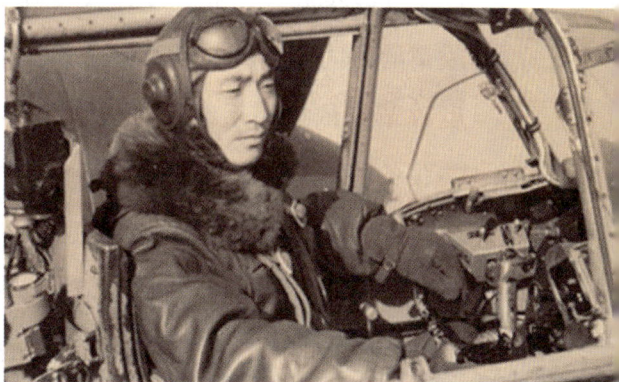

◆ 治好血吸虫病后当上空军飞行员的张国栋

转，与余江率先消灭血吸虫病一样，堪称奇迹。此后，余江一直把征兵工作作为党委工程、政府工程、民心工程来抓，县委书记挂帅征兵工作，定兵环节实行"县委常委集体定兵"，创造了 60 多年无责任退兵的殊荣，先后 4 次受到国防部表彰，多次荣膺"全国征兵工作先进单位""全国义务兵征集第一县""征兵工作模范县"等殊荣。余江又在全国树起了征兵工作的一面红旗。

党的十八大以来，迈入新时代的余江，传承弘扬"送瘟神"精神，以改革再出发的气魄，勇立全面深化改革潮头。2015 年 3 月，余江县作为全国 15 个、江西唯一一个农村宅基地制度改革试点县，率先在全域范围内推行改革试点工作；2016 年，进一步被赋予农村集体经营性建设用地入市和征地制度改革试点任务；2020 年再次入选全国新一轮农村宅基地制度改革试点地区。在几年的试点中，余江坚守改革底线，充分发挥人民群众的主体作用和创造精神，注重改革的协同性、耦合性、系统性、全局性，开创性提出以宅基地制度改革为依托，系统推进农业发展现代化、基础设施标准化、公共服务均等化、村庄面貌靓丽化、转移人口市民化、农村治理规范化建设的"一改促六化"工作思路，在全国率先建立了一套覆盖县、乡、村组的宅基地管理制度体系，为全国加强农村宅基地管理提供了可复制、能推广、利修法、惠群众的"余江案例"，唱响了"余江宅改"品牌。

第五章

倾心竭力　团结奋进

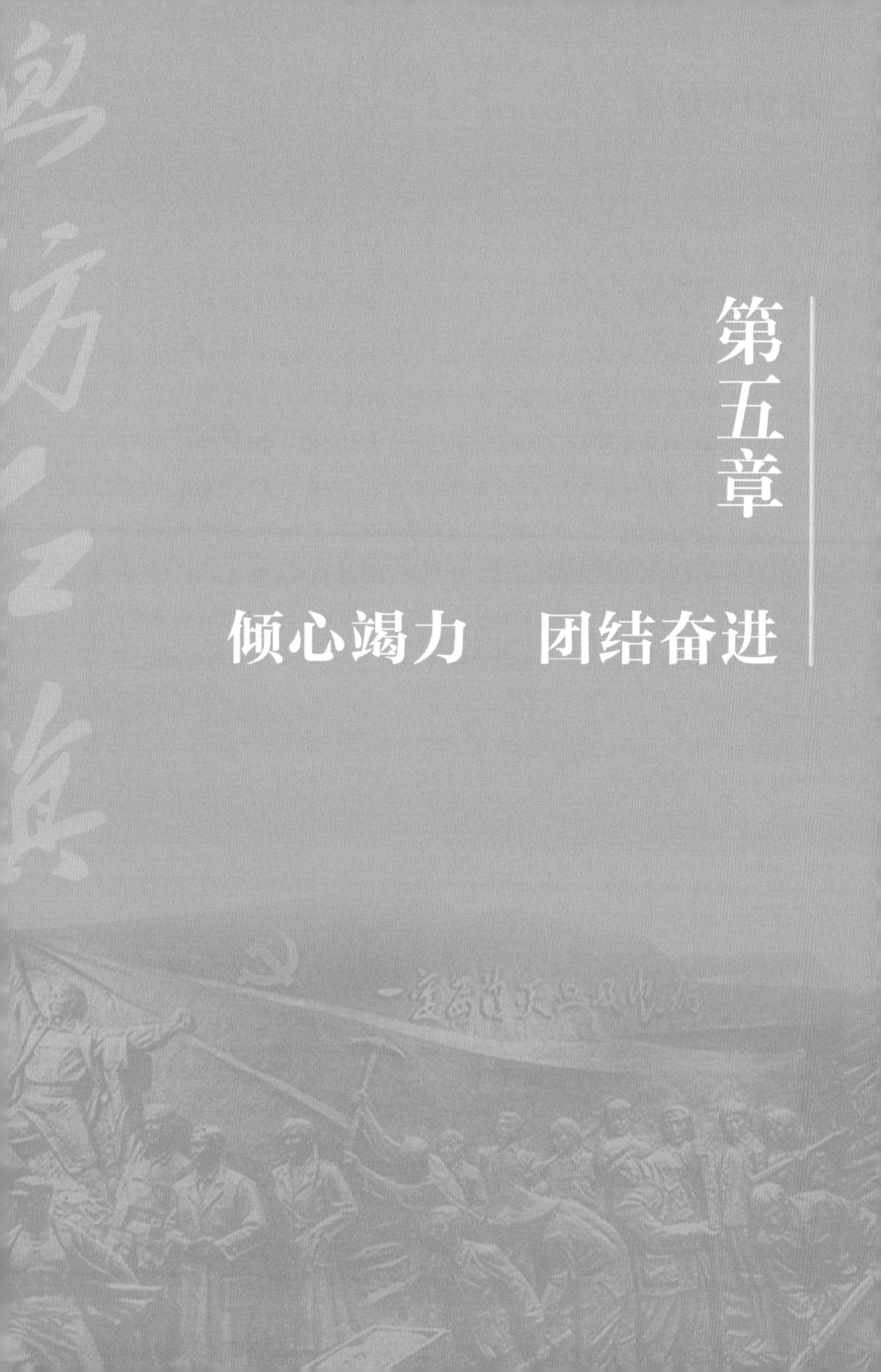

　　习近平总书记指出，人民健康是民族昌盛和国家富强的重要标志，人民健康是人民幸福和社会发展的基础。人民群众是历史的创造者，蕴藏着无比的智慧和巨大的力量。党的历史上无数次与重大灾难的斗争经验表明，紧紧依靠人民，充分动员群众力量，是我们战胜一切困难的法宝，也是克服任何困难、取得胜利的根本保障。20世纪50年代，在余江县战胜血吸虫病这场战争中，中国共产党紧紧依靠群众、组织群众、发动群众，充分发挥群众的力量，消灭了血吸虫病，在全国血吸虫病防治工作战线上插上了"第一面红旗"，创造了一个史无前例的奇迹。

第一节

依靠群众胜利

中外历史发展的事实都充分证明，人民群众的力量是最伟大的力量，是推动社会发展进步的力量源泉。习近平总书记指出，群众是真正的英雄，人民群众是我们力量的源泉。新中国成立之初，面对近 5000 名患者和 100 万平方米有螺面积，余江坚定依靠群众，把"全党动员、全民动员"由口号变为现实，把两年消灭血吸虫病的愿景由少数人口中的"吹牛皮"变为载入史册的防疫经典之作。

一、群众动起来了

对广大民众的有效动员和有力组织是中国共产党革命、建设和改革取得成功的一条宝贵经验。中国共产党始终坚持人民群众是真正的英雄，贯彻落实全心全意为人民服务的宗旨，重视人民群众利益，党的一切工作向人民负责，落实"从群众中来，到群众中去"的工作方法。在大灾大疫面前，紧紧依靠人民，深入细致地做好群众工作，把群众发动起来，构筑起群防群控的人民防线，这是战胜血吸虫病的力量源泉。

血吸虫病是新中国成立初期威胁人民健康的重大疾病之一。消灭血吸虫病是一项保障人民生命健康的重要举措，是一项关系到改变群众生活、生产习惯与移风易俗的艰巨任务。从血防工作特点来看，疫区钉螺密布，犹如"细菌"一般，无处不在、无处不有，且繁殖迅速。血防工作不仅需要治病、灭螺，还需要开展防护、管粪、管水等工作，繁杂又繁重，需要投入大量的人力，没有广大群众的大力支持和积极参与是不可能完成的。方志纯在总结余江防治血吸虫病胜利经验时，深有感触地指出：充分发动了群众，做到全党动员，全民动手，这是余江县消灭血吸虫病的一个重要经验。

解放思想，宣传先行。宣传工作是推动一切工作的有力保证，工作进行得好坏与宣传工作进行得深入与否有着密切的关系。宣传工作肩负着统一思想、凝聚力量的重要任务，直接目的是解放群众，激发群众的觉悟，组织群众参加革命和建设活动；根本目的是实现群众的利益。群众的觉悟来源于对党的理论和路线方针政策的理解、认同。防治血吸虫病要获得群众的自觉主动支持，必须做通群众的思想工作，消除封建迷信思想。群众思想通了，才能真正动起来，才能发挥作用。对血吸虫病的认识程度决定了群众配合血防工作的意愿度和积极性。对群众的教育引导，必须树立以人民为中心的理念，紧贴群众关注的焦点，运用群众乐于接受的形式，切实把教育引导工作做到群众的"心坎"上。为了提高群众对血吸虫病的认识，余江一方面借助通俗易懂的方式直观地普及血防知识，另一方面运用科学的手段当众解剖感染钉螺、进行粪便化验，大幅提高了疫区群众的血防认知。17 岁的医疗队队员李正兰，见群众不愿意听干巴巴的讲解，她就给大家唱歌，唱一支歌讲一段血吸虫感染的循环过程，群众果然愿意听。1956 年的一次访问调查显示：弓塘社第三大队除 8 岁以下、50 岁以上的老年人外，有 80% 的群众懂得了消灭血吸虫病的基本知识和"两管一灭"的具体办法等。通过形式多样、生动活泼的宣传教育，疫区的广大群众逐步认识到"大肚子病"不是命运或风水不好，而是血吸虫在人体内作怪，冲破了迷信思想的束缚，提高了对血吸虫病的认识，增加了防治血吸虫病的自觉性。西畈乡一位金姓群众，不相信自己的"大肚子病"是血吸虫病，别人参加灭螺，他却在家休息；人家治病，他却吃斋念佛求菩萨保佑，结果别人一个个把病治好了，身强力壮了，他的病却一天天严重起来，肚子越来越大，后来去血防站治疗，病治好之后，回到家里当天他就把菩萨像打碎了。

血吸虫病到底能否彻底消灭是悬在患者和疫区群众心头的一大疑问。为了打消群众的思想顾虑，卸下思想包袱，余江县委积极作为，有针对性地采取措施，邀请、动员病愈患者现身说法，通过回忆、对比、诉苦等方式方法，讲述他们在血防前后的巨大变化，启发群众，让群众知道血吸虫病是可以防治、消灭的。1955年，在马岗乡灭螺工地的民工大会上，当地村民曾冬莲讲述了她的故事。曾冬莲的5个孩子中先后有4个被血吸虫病夺去了生命，幸存下来的黄秀金也得了血吸虫病，导致无法生育，她因不能生育天天被丈夫责骂，血吸虫病治愈后她顺利怀孕生子，全家人过上了幸福的生活。通过现身说法，拉近了血防宣传与群众的距离。蓝田宋家的孙天新14岁染上了血吸虫病，先后两次进入血防医疗组治疗才彻底治好。村里人看到他被治好了，个子也逐渐长高了，就主动到医疗组去治疗。孙天新后来还因工作表现突出被选为第六届全国人大代表。正是因为有了身边活生生的例子，大部分群众逐步消除了顾虑，并涌现了一批为血防工作冲锋陷阵、奔走呼号的积极分子。

在动员群众参与血防工作时，余江还善于运用大众语言，多讲百姓话、平常话。为了充分发挥群众的力量，构建群防群治的血防防线，余江县委通过举办展览、辩论赛、大会宣传解释、小会漫谈讨论、个别访问谈心等，用群众易于接受的方式和听得懂的语言，经常向他们讲解消灭血吸虫病的必要性、可能性和艰巨性，动员群众积极参与血防工作。马岗乡过去粪检工作拖拖拉拉，大辩论后社员主动踊跃送粪便来检查。蓝田大队就村民私建粪窖一事多次专门召开群众大会，引导大家忆血吸虫病之苦，对比消灭血吸虫病后身体健康之甜。经过群众大会，大队粪便管理制度得到有效贯彻执行。在灭螺工地上，血防干部经常召开鼓劲会、动员会，会后群众普遍斗志昂扬，纷纷表决心、下战书。在白塔河畔的马鞍山上，平定区

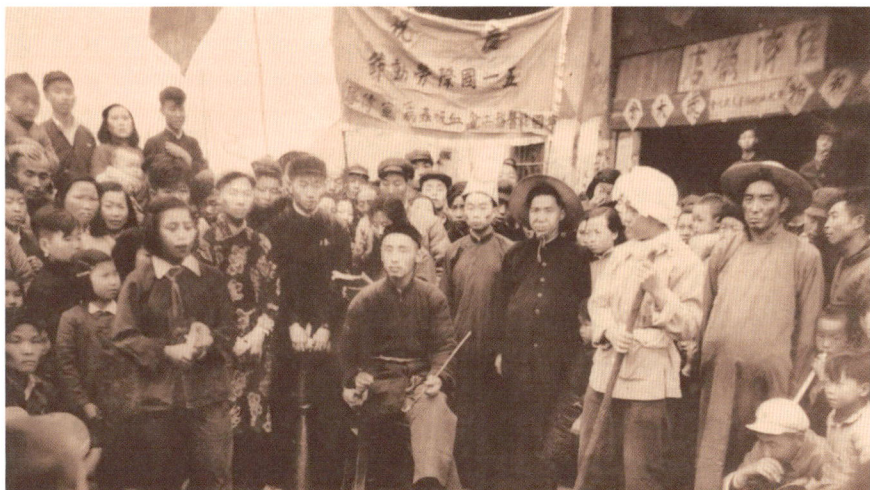

◆ 说唱宣传血吸虫病防治场景

委副书记陈克旺绘声绘色、娓娓动听进行血防动员，群众听后无不振臂高呼：不消灭血吸虫病不是好汉。余江县通过形式多样、生动活泼的宣传动员，激发了群众投入根除血吸虫病战斗的积极性和自觉性，群众纷纷行动起来。

血防工作是一项涉及面广、影响重大的工作，光靠疫区群众的努力是远远不可能在两年时间内消灭血吸虫病的，余江县委除了积极广泛地动员疫区群众之外，对于非疫区群众也开展积极动员，用阶级友爱的精神，说明血吸虫病与非疫区群众的利害关系，号召用实际行动来支援疫区消灭病害。如疫区蓝田乡乡长刘四仂在动员非疫区群众时说："如果不把血吸虫病消灭，它会迅速蔓延，扩大流行面积，直接威胁着我们，同时，我们经常来到疫区内捉鱼、做事，说不定就会感染。"这些通俗易懂的道理打通了群众的思想顾虑，非疫区群众纷纷来支援消灭血吸虫病。1957 年年底需要填埋老沟 17 条，开新沟 4 条，填水塘 16 口，总计 33800 多个工作日，全县抽调 2800 名民工，其中弓塘乡由新危、大塘、平定、马荃等乡支援，邓埠镇由管坊、潢溪、倪桂、马岗等乡支援，非疫区乡民工占民工总数的 43% 左右。此前，余江历次灭螺发动的 2.9 万名民工中，外地支援的更是占到了 52.8%。

群众的力量是巨大的，依靠群众，一切困难都是可以克服的。在工作中要正视群众的力量，更要相信群众的力量、依靠群众的力量；在工作中要汇聚各方智慧和力量，把工作往深里做、往实里做、往细里做。余江的血防工作正是因为正视群众的力量，相信群众的力量，通过各种形式进行群众动员，从而使群众动起来了。余江通过疫区和非疫区老百姓积极热情的参与，全民动手，掀起了"男女老少齐上阵，千军万马送瘟神"的血防高潮，才取得了防治血吸虫病的历史性胜利。

二、血防工作者来了

人民群众的获得感、幸福感、安全感，离不开健康。毛泽东曾指出，积极防治各种主要疾病，不断提高人民健康水平是社会主义国家主要标志之一，也是社会主义建设的一个必要条件。习近平总书记在党的二十大报告中强调继续推进健康中国建设，特别指出要把保障人民健康放在优先发展的战略位置。广大医务工作者是人民生命健康的守护者，更是推进健康中国建设的主力军。血吸虫病是传染性寄生虫病，科学防治离不开专业的血防队伍。20世纪50年代，在余江那场声势浩大的"送瘟神"运动中，血防工作者这个特殊的群体始终冲锋在战斗一线同病魔作斗争，为血吸虫病的防治工作在两年内取得历史性突破作出了重要贡献。

血防工作者是指具有一定血吸虫病防治知识的专业血防人员，包括参与疫情调查、灭螺、治疗、科学研究、宣传等各个环节的人员。1953年4月，江西省血吸虫病防治所从浮梁县迁至余江邓埠镇，开展防治实验工作。1954年8月，血防机构改组，撤销省血防所，在原所址设立上饶专区第一血吸虫病防治站，下辖3个防治组，其中第三组仍驻上黄村，继续开展防治实验工作。1955年11月，中共中央成立了防治血吸虫病九人领导小组。在中央号召下，各血吸虫病流行省（自治区、直辖市）从省到疫区县（市、区）先后成立了血防专业机构，组建了血防专业防治队伍。1956年年初，为了贯彻第一次全国防治血吸虫病工作会议精神，江西省紧急动员，组织了专业干部1850人、医学院校师生105人以及开业中医和部分县

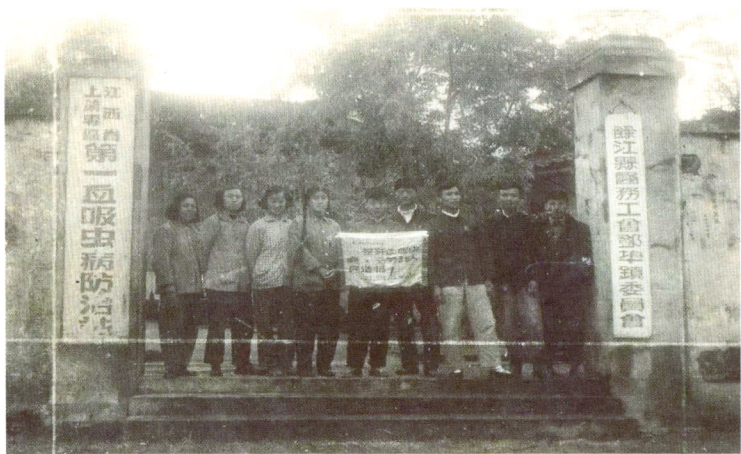

◆ 上饶专区第一血吸虫病防治站旧照

医务人员，共计 8140 人的全省血防队伍。后来，在群众性查螺报病基础上，为开展皮内抗原试验、粪便检查和钉螺调查工作，新增了 1645 名专业干部。

从余江情况来看，1956 年 4 月上饶专区第一血吸虫病防治站撤销，转设余江县血吸虫病防治站、组各一个，至年底实有工作人员 38 人，大多数人员是从各相关单位临时抽调或经培训后留用的。但相对于全县血吸虫病防治工作来说，血防工作人员仍远远不足，需要各地的支援。从国家层面来看，主要是通过搭建沟通平台或者研究会进行支援，邀请知名专家教授进行经验交流或提出对策建议。1955 年 11 月，华东血吸虫病研究委员会扩大座谈会召开，中央卫生研究院及其他卫生研究单位的众多教授、专家，江苏、浙江、安徽、湖南、湖北、江西省卫生厅和有关单位的代表，以及各医院、学校的代表和国外专家与会，交流了防治血吸虫病相关技术成果，对各地血防形成方向指引。从省内层面来看：一是省级援助，1956 年至 1958 年，江西省先后派出 4 批 82 名医务人员支援余江血吸虫病患者救治；二是地级援助，1956 年至 1957 年，上饶专区先后派出两批共计 32 名专业血防工作人员援助余江。为了防治血吸虫病，各地血防工作人员齐聚余江，为余江的血防工作贡献了自己的力量。

余江县血防工作除了依靠外援外，也积极自力更生，充分发挥主观能动性。一方面，积极调用本地医护人员。1954 年至 1958 年，

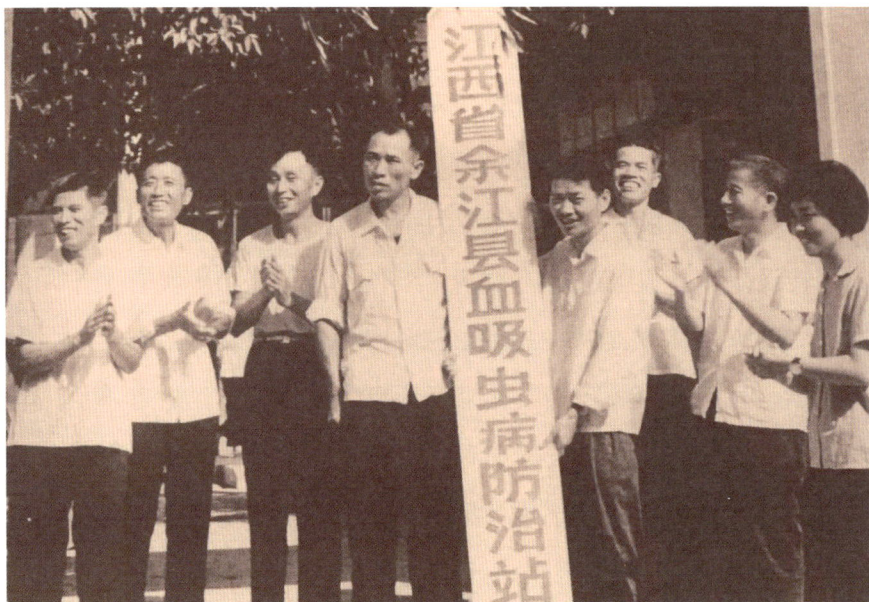

◆ 余江县血吸虫病防治站成立

余江卫生行政部门从全县各级医疗卫生单位抽调医务人员及聘请社会开业医生共计90多人次，派驻疫区参加血防工作。另一方面，积极培养本地的血防工作人员。1956年2月，余江培训疫区保健员63名，对象为小学文化程度以上的男女青年，其中，马岗、蓝田、弓塘、前山、西畈、倪桂、路底等乡各7名，罗坪、仪凤等乡各5名，两个农场各2名。培训内容以了解血吸虫病防治常识、学会皮内试验操作技术为主。这些人员经过短期培训后参加了当时血吸虫病的调查工作。1956年5月以后，建好粪管设施的村庄设立了粪管员，对象为具有半劳动力或辅助劳力的男女社员。"粪管专家"俞香莲就是其中的代表之一。当血防工作需要专门的粪管员时,年近 60 岁的俞香莲积极主动要求当粪管员。每天天蒙蒙亮,她就提着个小吊桶,拿着把竹扫帚,赶在人们早上出工之前把公共厕所里外打扫得干干净净,再撒上一层薄薄的石灰;然后到公厕背后,把储粪窖窖盖封好;结束后,她又背起粪箕,到村里村外捡野粪,为村里血防工作作出了重大贡献。即使在三年困难时期,粪肥需求量上升,部分村民产生麻痹思想,想要放松粪管,俞香莲依然能够克服困难,坚守岗位职责,始终做好粪管工作。像俞香莲这样一位位平凡的工作人员的坚守,成为余江本地血防不可或缺的力量。

在血吸虫病防治期间,广大医护人员从全省各地齐聚余江,组成了一支特别能吃苦、特别能战斗的血防队伍。一大批不畏艰险、

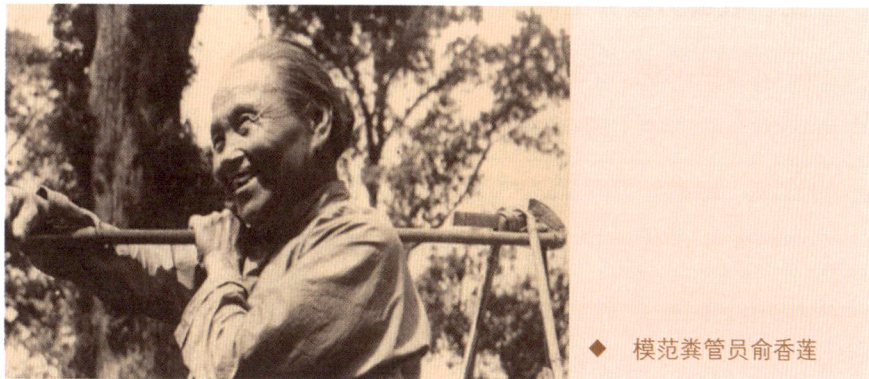

◆ 模范粪管员俞香莲

不辞辛劳、默默奉献的医务人员，在极其简陋的条件下摸清了疫情，因地制宜地开展血吸虫病的防控防治，积极奔走在血吸虫病防治的第一线，谱写了一曲曲的青春奋斗之歌。医护人员还根据余江实际情况，开展了系列通俗易懂、形式多样的宣传动员。曾在瑶池乡进驻的医生李国华回忆说，当时医疗组的任务十分繁重，每天至少查病房三四次，一批病人三四十人。他们还要上门动员病人进行治疗。曾经有位女病人，上无公婆，丈夫又远在鄱阳湖打鱼，还拖儿带女，家里要喂猪喂羊。为了动员她去治疗，医护人员多次上门做工作，并和村干部一起动员邻居帮忙带孩子、喂养家禽，最终让她放心地去治疗。这些医护人员不仅为救治患者竭尽全力，更为提高群众防治意识和能力、凝聚社会力量、营造良好社会氛围作出了积极贡献，是一支名副其实的血防队。

三、社会力量齐上阵

瘟疫一旦发生，"生病"就不是个人的事，而是整个社会的事。在疫区每个人都有传染和被传染瘟疫的可能，都有引发整个社会灾难的危险。因此，送"瘟神"必须最大限度地发动群众，共同组成一个严密的传染病防控网络，才有可能把瘟疫的危害降到最低限度。毛泽东在《七律二首·送瘟神》诗中指出，"华佗无奈小虫何""六亿神州尽舜尧"，就是说，消灭血吸虫病不能仅仅依靠医疗技术和专业医务人员，还必须依靠群众、依靠社会各方面的力量，才能最终取得消灭血吸虫病的胜利。

社会团体是构成社会保障的主要内容之一，也是促进公共卫生体系发展的重要推动因素。工会、共青团、妇联组织是党和政府联系广大群众的桥梁和纽带，是社会团体中十分重要的组成部分，也是我们党调动各方面积极因素的重要途径。在新中国成立初期的这场送"瘟神"战役中，共青团、妇联组织即在联系、动员青年师生等社会群体参与血防工作方面发挥了重要作用。

青年是整个社会最积极、最有朝气的力量。习近平总书记指出，国家的希望在青年，民族的未来在青年。广大妇女在疫情防控战线积极作为，成为余江血防战线一支重要的巾帼力量。为加强对防治工作的领导，余江成立了由农林、水利、青年团、妇联、文教、卫生等单位人员组成的县血防委员会。青年团、妇联通过召开党团员会、妇女会等各类会议反复宣传消灭血吸虫病的方针、政策，以及组织青年突击队等方式，发动广大青年积极参加灭螺、管粪、管水、管环境卫生等防治工作。在灭螺战线上，洪崖区组织妇女服务队为外地民工安排食宿。年逾花甲的李易兰老婆婆还组织10多名婆婆和娃娃成立茶水队，把热水送到灭螺工地上。邓埠镇因全镇妇女表现突出获得先进单位称号。国营邓家埠农场于1956年组织青年突击队60人冲锋在前，配合灭螺工作计划在12天时间内完成任务，做出了榜样。为保障血防工作的顺利开展，余江还发动疫区青年积极参与群众性血防队伍建设。1956 年培养的 63 名疫区保健员，均是小学以上文化程度的男女青年。1958 年设立的查螺员，也全部都是中青年男女社员，他们成为血防工作中的重要补充力量。在 1956 年余江"三光"灭螺运动中，参与人员即有专门的妇女队。在第二次灭螺突击战中，马荃松山片组织了一支由 57 名强健男女青壮年组成的青年灭螺突击队，成为灭螺战斗中最英勇的战士。经过治疗重获新生的青年血吸虫病患者蔡新龙，怀着感恩的心，凡事热心助人，灭螺、管粪总是冲在最前面，干最脏最累的活，带动蔡村村民挖掉村周 3 个小山坡，填平 4 口有螺池塘，开新沟、填旧沟 20 公里，消灭了当地的血吸虫病，被评为血防模范。1958 年 12 月，蔡新龙光荣加入中国共产党，并作为余江唯一代表，赴北京参加全国青年建设社会主义积极分子代表大会，受到朱德的亲切接见。

在余江血防战线上，还有一支重要的文教队伍，他们为血防宣传、救治、后勤保障作出了重要贡献。为了宣传动员，余江文教领域积极

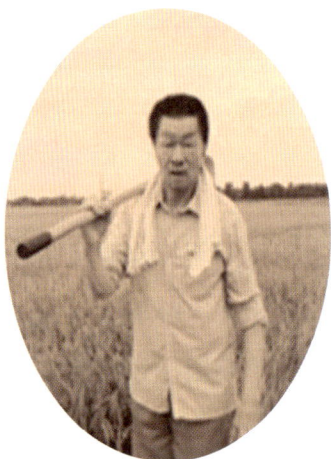

◆ 灭螺先锋模范蔡新龙

动员，组织教师、学生去疫区慰问宣传。在 1956 年年初首次灭螺突击战中，洪崖区组织小学教员宣传队，深入灭螺工地宣传消灭血吸虫病与除"四害"，他们拉的拉、唱的唱，极大提高了群众劳动热情。在 1957 年 9 月邓埠镇小型灭螺运动中，白塔中学师生、邓埠小学教师挑灯夜战，排干沟渠积水。在每次灭螺突击战中，社会群体组成的医疗队、宣传队、茶水队和各类服务小组为灭螺大军提供了坚强的后勤保障。

1956 年 2 月 17 日，毛泽东在最高国务会议上发出"全党动员，全民动员，消灭血吸虫病"的号召后，余江上下迅速掀起"男女老少齐上阵，千军万马送瘟神"的血防高潮，真正实现了全民动员、全民动手的群众性血防运动。

第二节

群策群力攻关

群策为之则无不成，群力之举则无不胜。习近平总书记指出，在中国共产党坚强领导下，坚持科学理论指导和正确道路指引，凝聚亿万人民团结奋斗的磅礴力量，中国人民就能把中国发展进步的命运牢牢掌握在自己手中！血吸虫病防治是一项复杂艰巨的工程，涉及方方面面的工作，需要党政机关、社会团体、普通民众、医护人员等各方力量心往一处想、劲往一处使，形成强大的消灭血吸虫病合力。余江在血防实践中，始终坚持党的领导，群策群力，血防各项工作既轰轰烈烈又扎扎实实，既有大规模的歼灭战又有过细的扫尾巩固工作，为打赢这场全民行动的血防攻坚战奠定了坚实基础。

一、广大群众积极参与

民心是最大的政治。千百年来，血吸虫病无法有效地防治，一个主要原因就是群众没有发动组织起来，只能靠单打独斗的方式来应对。消灭血吸虫病是一场人民战争。要取得这场战役的彻底胜利，必然要广泛发动群众、组织群众，让群众参与到血吸虫病的防治中来。群众的智慧是无穷的，群众的力量也是无比强大的，任何困难与问题都将在人民手中迎刃而解。

消灭血吸虫病是一场没有硝烟的战争，余江广大群众在各级党委、政府组织下，自带工具、粮食，齐心协力，以耕自家地、办自家事的劲头，浩浩荡荡开赴血吸虫病防治的水边、田间、地头。1955年冬，余江按照"从上游到下游"的灭螺原则首战马岗乡。4天之内，大家兵分两路，一路是测量队，一路是后勤服务队。测量人员从早到晚在野外测量新、旧沟，皮尺不够用，他们就用绳子拉，每拉25米埋一个中边桩。白天测量的数据，当晚就要计算出沟塘面积。他们经过4个昼夜的苦干，如期完成全乡旧沟塘和新沟渠的测量，并绘出了工程示意图。由洪崖区15个乡4000余名民工组成的灭螺大军，3天按标准填掉了全乡的旧沟51条、全长3.5万米，旧塘110口，开新沟9条、全长3.2万米，一举集中"歼灭"了全乡的钉螺。马岗乡首战大捷，显示了人民群众的巨大力量，鼓舞着余江人民消灭血吸虫病的斗志和信心。在没有挖掘机，没有推土机，也没有拖拉机等现代化机械工具的情形下，余江人民靠耕种农田的农具和人力，肩扛手挑，战天斗地，改造环境，消灭钉螺。一度被认为是最大难题的修厕所石料和资金问题，在群众的集思广益下，短时间内用就地挖和自愿入股的方式顺利解决。为了给医务人员解决吃住问题，广大群众更是纷纷腾出房子作为医务人员的吃住场所和治疗病房。西畈乡上畈村的邓秋祥就是其中的典型。1956年，省里抽调的10名医务人员进驻西畈乡。邓秋祥主动腾出自己的土谷屋做病房，土谷屋的其他所有者梅里婆婆、邓占才、邓年林、邓坤林等人纷纷举手支持。仅用了一天时间，五家人都搬走了各自的床、厨等物件，并把房子上上下下、里里外外打扫了一遍，使土谷屋焕然一新。为了解决卫生用水，全县人民自愿找料、自愿献料，自己动手修建井台、井栏、井圈。正如余江县委在总结血防经验时所表述的："群众发动起来了，人人都成了捍卫红旗的哨兵，处处都有监视'瘟神'的眼睛。从白发苍苍的老人，到十几岁的小孩，从工人、农民，到干部、学生，大家都把巩固血防成果当作分内事。他们上畈放牛、下地劳动，学生放学回家，干部下乡工作，都留心观察，自觉地参加灭螺、粪检和粪、水管理工作。一次，邓埠小学一名学生，在田畈拾到一只小螺，立即送到血防站。"

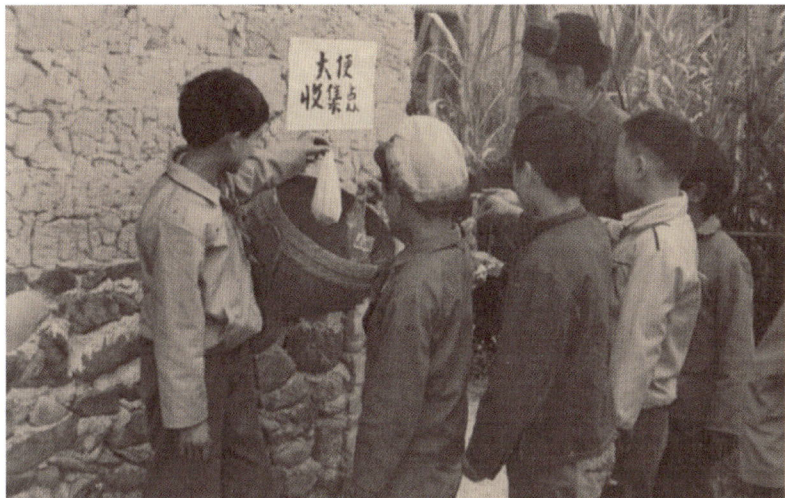

◆ 村民将粪便送到临时收集点

二、专业人员技术攻关

血吸虫病的治疗工作是维护人民身体健康，切断传染病的根本方法，能直接解除农民群众所遭受疾病的痛苦。纵观人类发展史，人类同疾病较量最有力的武器就是科学技术，人类战胜大灾大疫离不开科学发展和技术创新，越是顽固的疾病，越要坚持向科学要答案、要方法。新中国成立之初，还没有完全消灭血吸虫病的成功经验，血防工作初期碰到了不少难题，如治疗药物上没有百分之百能治愈血吸虫病的药物，在灭螺工作中经常碰到钉螺消灭不干净有残存的问题。如何解决这些难题？如何更快更好地做好血吸虫病的防治工作？重视医疗科技攻关，是加快血防工作步伐、取得血防斗争胜利的重要抓手。实践证明，每一项重大的血防科技创新，都能使防治工作出现新的发展。

毛泽东在听取徐运北关于血吸虫病防治工作汇报时曾指出，要充分发挥科学家的作用，要研究更有效的防治药物和办法。在江西血防工作初期，邵式平、方志纯等省委领导人多次在血防工作会议上指出："江西的血防工作需要一个严密的科学策略。""江西的血防工作在发动群众的基础上需要一个科技队伍，这个队伍由卫生、农业、林业、水利等专家组成。"为了切实做好血防工作，中央和省委、地委血防领导小组经常派干部、专家和医务人员深入基层考察指导。1951 年 3 月，江西省防疫大队派出医师章祖宪和检验员齐绍武来余江查找血吸虫病的根源。他们每天去收集粪便，发现余江血吸虫病感染率较高。为了找出感染源，他们以马岗岭为中心连续几天对四周水沟展开地毯式钉螺搜查、镜检，最终成功发现尾蚴，首次证实了余江县为血吸虫病流行县。江西省成立了由江西农学院院长杨惟义、江西医学院教务长程崇圯、名老中医江公铁和江西省卫生厅副厅长邱倬等 47 位专家学者组成的江西省血吸虫病研究委员会，下设预防、临床、药物、中医、兽医等 5 个小组，为消灭血吸虫病出谋献策。在血防工作中，专家学者们集中时间和精力研制血吸虫病防治药物，对血吸虫病流行病学调查、钉螺生态，各种灭螺杀卵方法和效果，锑剂短程疗法、中医中药治疗的效果，口服锑剂以及家畜血吸虫病的调查防治等进行了 56 个题目 84 个题次的课题研究，发掘了一批秘方验方，并通过筛选研究出了具有消除腹水、改善体征等良好作用的六个汤头。这一重大突破，挽救了许多晚期血吸虫病患者的生命。

中医药学包含着中华民族几千年的健康养生理念及其实践经验，是中华文明的一个瑰宝，凝结着中国人民和中华民族的博大智慧。习近平总书记指出，要遵循中医药发展规律，传承精华，守正创新，充分发挥中医药防病治病的独特优势和作用，为建设健康中国、实现中华民族伟大复兴的中国梦贡献力量。在余江血防工作中，徐祖礼、饶青山和赵海明等中医提供了很多治疗晚期血吸虫病患者的有效单方，并在临床上获推广使用。在治疗晚期血吸虫病患者工作上，1957 年 10 月，在省里派来一个 3 人中医组支援后，血防站以西医配合中医进行中西医合作治疗。治疗方法采取双轨诊断，西医检查并及时帮助中医观察病情。在特殊情况下，西药配

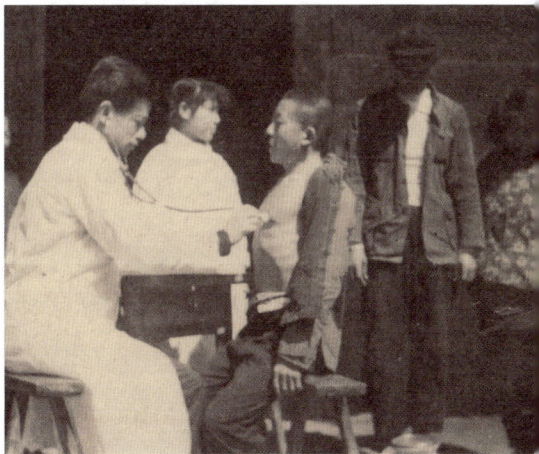

◆　血防医疗人员为群众诊治血吸虫病

合抢救病人更有效。省里派来的 3 名中医大夫先后收治了 70 名晚期血吸虫病患者，经过中医先后缓急的辨证医治后，23 例腹水病人中最多的缩小了 24 厘米腹围，24 例肿块症病人的肿块缩小或者软化。在中医治疗的基础上，西医再缜密地进行锑剂杀虫，除了转诊的 14 例外，其余都顺利完成治疗，取得成功。中医对改善晚期血吸虫病患者症状具有良好的作用，为西医的治疗铺平了道路，中西医结合防治血吸虫病取得了良好的效果。这种中西医结合的治疗方法、深入基层一线的工作作风，既方便了群众，又大大地减轻了病人的经济负担。经过 1953 年 9 月到 1958 年 5 月的治疗，余江累计治疗血吸虫病患者 5819 人次，绝大多数患者恢复了健康。

三、专兼职携手同心

广大医务工作者是人民生命健康的守护者，更是推进健康中国建设的主力军，是战胜疫情的中坚力量。习近平总书记指出，长期以来，我国广大卫生与健康工作者弘扬"敬佑生命、救死扶伤、甘于奉献、大爱无疆"的精神，全心全意为人民服务，特别是在面对重大传染病威胁、抗击重大自然灾害时，广大卫生与健康工作者临危不惧、义无反顾、勇往直前、舍己救人，赢得了全社会赞誉。在血吸虫病防治工作中，医务人员是整个血防群体的主体，他们担负着血防事业中最重要的环节——治病救人。他们一次次地将患者从绝望和死亡的边缘拉回来，带给人们生的希望。余江血防工作人员恪尽职守、积极工作，对患者悉心照顾。有的群众不愿治病，医生们就到他们家里去检查，送药上门，出现了"千个药包送上门，千副药担下农村"的景象，一改过去"医生下乡两人抬"的面貌。集中治疗阶段，护理人员需要同时照顾120个病人，每天工作12个小时，不管天气如何严寒，都轮流值班到天亮，小心翼翼地给病人盖被子、喂药，群众称赞他们是共产党教育出来的好医生。1958年，余江血防站医疗组进驻瑶池乡渔业村，医疗任务十分繁重，每天至少查病房三四次。人手少，病人多，医生、护士不可能做到严格分工。给病人静脉注射酒石酸锑钾，由医生、护士齐动手。这种药物副作用很大，稍有不慎，就会给病人带来严重后果，甚至导致死亡。工作时，大家有条不紊，忙而不乱。晚上，血防小组人员提马灯巡视病房，有时还要通宵达旦守护在病人身旁，密切注视病人可能因药物副作用引发的不良反应。当患者20天疗程结束后，还要观察一周，这时大家才可松一口气。广大医务工作者践行良好的医疗作风，把病人当亲人，积极奋战在血防战斗一线。

除了治疗工作之外，血防工作人员还需要做好宣传、技术指导等工作。余江血防工作人员积极参与到血防宣传中，通过当众实验研究、真人真事现身说法和各类血防宣传，提高群众的血防意识，坚定大家防治和消灭血吸虫病的决心和信心。在调查阶段，当时有的群众不配合，需要血防干部多次动员。如上黄村黄露华不愿参加粪检，说什么"人都死到窟窿里来了，管他有病没病，还检验……检，检什么？要死就情愿死！"血防工作人员动员了他七八次。在灭螺工作中，血防工作人员利用已有的研究成果提出规划方案及具体实施措施，加强技术指导。在粪管工作中，血防工作人员通过技术指导帮助疫区民众修建粪窖和厕所以及采取堆肥灭卵等措施，阻断血吸虫病传播。正是血防工作人员特别是医务人员发扬"一不怕苦，二不怕死"的工作作风，余江才取得了扎扎实实的防治效果。

血吸虫病的防治离不开广大人民群众的配合和参与，但新中国成立前的无情的历史告诉我们，仅仅依靠群众自己是不行的，他们如同手无寸铁的士兵，面对强大的"敌人"毫无招架之力，而血防专业人员就是他们的"武器"。他们给广大疫区群众带来了血吸虫病防治的专业知识和方法，用防治知识和技术武装群众。主要有以下几方面：一是严格要求规格标准，执行工程验收和鉴定制度，保证质量。余江在消灭钉螺和粪管工作中始终能保持灭螺灭卵的效果，主要是及时组织了质量验收小组，专人管理工程验收和鉴定，凡是不合规格的，及时进行补课，做到了生粪不下地，并实行了包灭、包查、包巩固的"三包"责任制，长期地巩固了灭螺和粪管工作的成绩，保证了治疗的安全。二是建立群众性的血防队伍。1956年2月，省血防所为余江疫区培训保健员63人，传授血吸虫病防治常

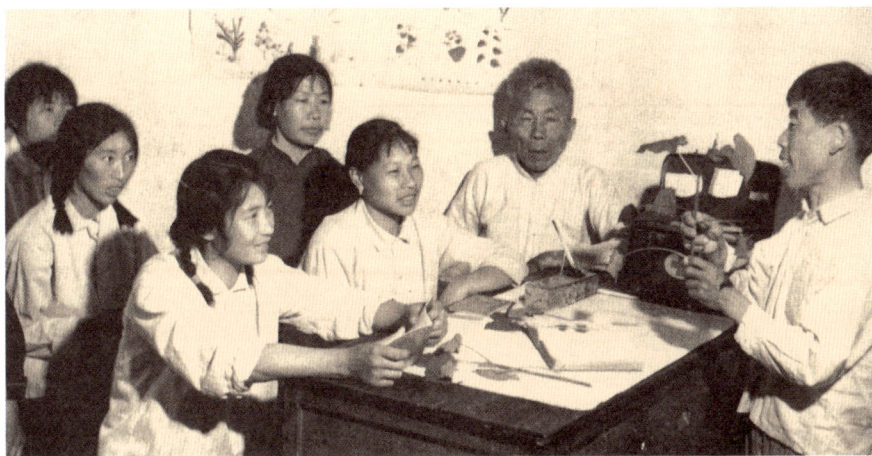

◆　血防工作者接受血防知识培训

识，他们在疫区血防工作中发挥了重要作用。此外，疫区农村还普遍建立起了由赤脚医生、粪管员、查螺员、卫生员组成的"一医三员"队伍。据统计，到 1959 年，余江疫区有赤脚医生 35 名、粪管员 80 名、查螺员 94 名、卫生员 94 名，有力巩固了各项血防成果。群众性血防队伍建立后，采取现场传授、典型示范和参观评比等办法，使群众充分掌握防治技术，保证了血防工作的质量。三是血防专业干部深入现场进行技术指导并组织参观学习，互相交流经验。

正是在专业技术人员和技术武装后的广大群众的共同努力下，余江完成了"半年准备，一年战斗，半年扫尾，两年消灭血吸虫病"的规划，创造了辉煌的血防历史，彻底消灭了血吸虫病，获得了全国血防战线上的"第一面红旗"。

第三节

团结催生伟力

　　毛泽东指出，真正的铜墙铁壁是什么？是群众，是千百万真心实意地拥护革命的群众。这是真正的铜墙铁壁，什么力量也打不破的，完全打不破的。在大灾大疫面前，群众的力量构筑起真正的铜墙铁壁，奠定了我们战胜一切艰难险阻的强大底气。在余江县的血防工作中，正是党员干部、人民群众、社会力量团结一致，才最终战胜了血吸虫病，取得了群防群控的人民血防战争的胜利。正如毛泽东在《七律二首·送瘟神》后记中所写："主要是党抓起来了，群众大规模发动起来了。党组织、科学家、人民群众，三者结合起来，瘟神就只好走路了。"

一、筑牢人民防线

人民群众是我们党的力量源泉和胜利之本。群众路线是我们党的根本工作路线，也是国家繁荣发展的生命线。不管时代如何发展，群众路线和群众观点这个传家宝永远不能丢。习近平总书记指出，要做好深入细致的群众工作，把群众发动起来，构筑起群防群控的人民防线。消灭血吸虫病是一项关系到改变群众生活生产习惯、移风易俗的艰巨任务，更是一场改天换地、改善人们生产生活环境的硬仗，无论治病防护、查螺灭螺、开新填旧、安全用水、管控粪便等都需要发动群众，走群众路线，方能收到预期效果。

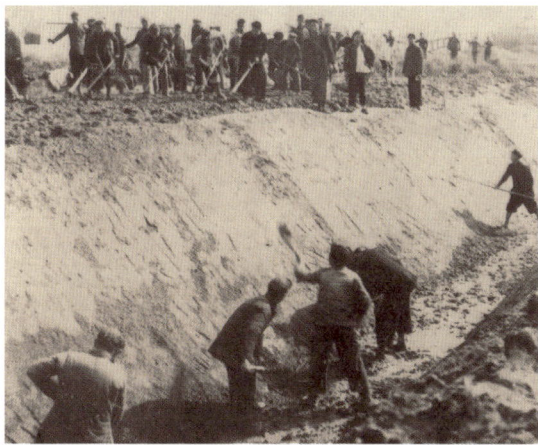

◆余江"开新填旧、土埋灭螺"现场

　　余江能够树立全国血防战线上的"第一面红旗"，依靠的是广大群众。据《余江县志》记载，余江人民正是靠年均 2 万多元的血防经费，做到了在世界上其他地区花费几亿、几十亿、几百亿都做不到的事情。余江取得了消灭血吸虫病的胜利，而经费又基本都用在了血吸虫病治疗上。人民群众付出了数以百万计的劳动日，出工出力，几乎都是义务劳动。1955 年冬至 1958 年春，余江先后发动 3 次灭螺突击战，投入民工 3.6 万多人次，共计 231 万个劳动日，填老沟 347 条、长 191 公里，开新沟 87 条、长 167 公里，填旧塘 503 口，搬运土方石 416 万立方米。1959 年 2 月 2 日，《江西卫生报》登载了一幅灭螺诗画，生动形象地展现了余江人民消灭钉螺、消灭血吸虫病的满腔热情与十足干劲。诗文说："红旗迎着东风飘，山村田野人马啸，姑娘小伙齐上阵，灭螺干劲冲九霄。我铲土，你装筐，

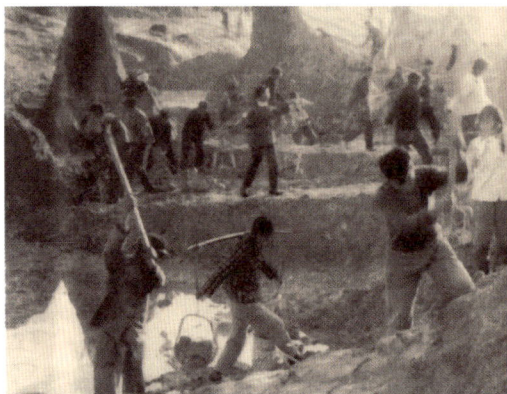

◆ 灭螺大会战现场

汗珠滴滴闪银光，埋好大沟多把锁，一锁锁住钉螺王。"其中，"我铲土，你装筐"即是当时劳动场面的写照。小麦湾村后龙山龙口塘的四周杂草丛生，钉螺密布，钉螺密度达到 98 只 / 平方市尺。为了挖掉后龙山，填掉龙口塘，小麦湾村村民齐动手，掘土的、运土的，像一条滚动的巨龙，苦干 30 天后，移动了后龙山，填平了龙口塘，获得了全县"新时代的愚公"美名。正如民歌《全民动手送瘟神》唱的一样：共产党关心六亿人，全民动手送瘟神；银锄飞舞惊天地，瘟神吓掉了魂。淮海战役胜利后，华东野战军司令员陈毅曾深情地说："淮海战役的胜利，是人民群众用小车推出来的。"可以说，余江血防斗争的胜利，是余江人民肩扛手挑干出来的！

群众的力量是无穷的，正是由于当年在消灭血吸虫病的运动中，党和政府全心全意依靠人民群众，充分发挥广大群众的智慧，余江才创造了世界血防奇迹。

二、织密社会防线

"能用众力，则无敌于天下矣；能用众智，则无畏于圣人矣。"在中华民族五千多年历史长河中，所遭逢之困厄、挫折，可谓数不胜数，但仍能屹立在世界民族之林，靠的就是全民族从上至下协力画成了同心圆。习近平总书记指出，独行快，众行远，惟其艰难，才更显勇毅；惟其笃行，才弥足珍贵。一个人、一个部门的力量是有限的，组织的力量、众人的力量才是无穷大的。消灭血吸虫病离不开党和政府的高度重视和正确领导，离不开农业、林业、水利和卫生等有关部门的密切合作，也离不开科研人员和血防工作人员的努力进取。正是余江广大干部群众团结协作、凝心聚力、攻坚克难，这才在全国率先实现以县为单位消灭血吸虫病。

余江血防工作重视部门团结合作，充分发挥各级各类机构和组织合力，充分调动卫生、教育、科研、水利、宣传、农林、化工、商贸、交通等部门和机构紧密协调、通力合作，使各项措施相互作用，取长补短，达到消灭血吸虫病的目的。为了解决部门之间协调配合问题，余江县委及时召开会议总结工作经验，探索防治方法。各相关部门和群众坚持全县一盘棋，上下一条心，统一指挥、统一

◆ 群众热烈欢迎血防医疗队的到来

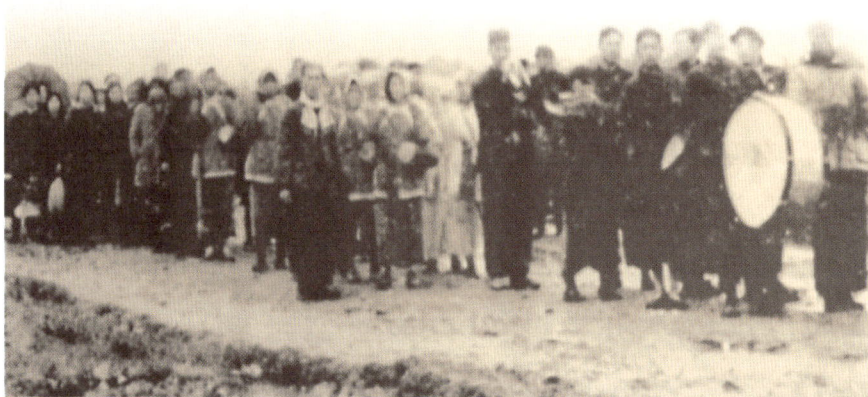

调度，坚持系统化灭螺，做到了整体作战、同步推进。余江血吸虫病流行范围广，涉及问题多，必须要有相关部门参加作战。在首次灭螺突击战前的两个星期，余江抽调血防工作人员、卫生人员、水利干部，组成 3 个调查测量组，并邀请当地对水利有经验的农民共同开展调查，在 15 天内把所有疫沟（塘）和需要开挖的新沟测量完成，掌握了沟渠长、宽、深、浅，初步计划了有多少土方、需要多少民工、多少天完成，并绘制了沟渠分布简图，为全面开展灭螺工作提供了坚实基础。在灭螺工作开始后，技术人员不仅提供技术指导，还实地参加"开新填旧"工程劳动，以保证质量。民政部门拨出救济款，解决贫困病员的生活问题，从而使他们得到及早治疗的机会。卫生院所在人力上的支援除抽调人员长期协助工作外，还抽出医师、护士等进行为期两至三个月短期协助。农业部门在水田改种陆稻工作中，组织干部运用农业技术防治血吸虫病。文教部门利用寒假组织教师、学生去疫区慰问宣传。共青团、妇联等部门也号召与动员广大青年参加灭螺、管粪、管水、管环境卫生等工作。

部门团结合作是做好血防工作的基础，全社会力量的团结才是做好血防工作的关键。在余江血防工作中，为了彻底消灭钉螺，来自全国各地的干部、群众、专家学者，为了一个共同目标而贡献自己的力量。1957 年春，为了开展"应用农业技术消灭血吸虫中间宿主——钉螺"的试验，余江县委防治血吸虫病五人小组办公室、余江县血防站和县农技站团结合作进行试验。他们栉风沐雨、披星戴月，最终写出了水田改旱地灭螺和田间茶枯灭螺试验报告，为全县乃至全省灭螺提供了宝贵经验，并迅速推广开来。广大科研工作者走进百姓家，走到田间地头，开展了一系列灭螺试验，经历了多次失败后仍不气馁，研制了一批灭螺药物。广大医务工作者努力将所学知识进行转化，用以造福人民。他们克服困难，刻苦钻研，联合攻关研制治疗血吸虫病新药，解决了晚期病人西医不敢治疗、不能治疗的难题。广大人民群众依靠勤劳双手与智慧，不断摸索消灭钉螺的好方法、好经验，及时加以总结和推广，奋力埋葬钉螺。余江血防工作紧紧依靠人民群众，广泛动员、全民参与，联防联控、群防群治，团结合作，构筑起严密的防控体系，凝聚起坚不可摧的强大力量。

"一个篱笆三个桩，一个好汉三个帮。"余江人民共同抗击血吸虫病的成功经验告诉我们，众人拾柴火焰高，团结合作方能增强集体的凝聚力。余江血防工作注重发挥社会主义制度能够集中力量办大事的显著优势，动员全社会力量、调动各方面资源，开展了全方位的人力组织战、物资保障战、资源运动战。流行区大面积钉螺的消灭、大型水利灭螺工程的完成、大量病人病畜的查治、大规模管粪管水工作的开展，汇聚成消灭血吸虫病的强大合力，熔铸为消灭血吸虫病的铜墙铁壁。

三、奋力打赢攻坚战

攻坚克难既是一种意志品质、价值追求，也是一种责任担当、工作作风。无论是中华民族五千多年的文明史，还是中国共产党的百余年奋斗史，都是一部攻坚克难、敢于斗争、敢于胜利的历史。消灭血吸虫病是一场艰苦卓绝的攻坚战，余江广大群众攻坚克难、逢山开路、遇水架桥的斗争精神，为最终消灭血吸虫病积蓄了强大的精神力量。

血防工作流程长、各方面影响因素多，人、虫、水、牲畜、粪便等，任何一个环节、任何一个细节都必须实实在在地处理好，否则就可能前功尽弃。在消灭血吸虫病过程中，余江人民脚踏实地、攻坚克难，面对困难不退缩，开动脑筋开创灭螺新法，科学施策送"瘟神"；不畏艰难困苦，敢于实践，用肩膀扛起如山的责任，用血肉之躯筑起阻击血吸虫病的钢铁长城。

血防工作没有先例，缺乏经验，甚至缺少条件。困难再大，大不过人的意志；挑战再多，多不过人的智慧。面对经费紧张问题，余江人民克服困难，义务劳动。在管粪工作中，余江充分发挥群众的智慧，因地制宜地找到很多降低成本的办法。如为解决建公厕材料困难，邓埠镇发动全镇居民动手挖基石，有的在空宅里挖，有的在河边捞，全镇共挖出红石 1.2 万多块、麻石板 200 多块，足够建造 7 至 9 个蹲位的公共厕所 24 座。经过一场全民参与的"厕所革命"，余江疫区共废除私人厕所 2600 多个，新建厕所 227 座，新建牛栏 100 多间。在"管水"方面，疫区群众也开展了对水井的整修和新建。广大群众自愿找料、自愿献料，自己动手修建井台、井栏、井圈，制架做桶，结果每口井只花了几元钱。1953 年至 1958 年间，余江疫区共废除旧水井 40 口，新建水井 70 口，修理水井 23 口，填掉旧水塘 150 多口。在灭螺方面，为了节省成本，避免使用昂贵的高价药，余江人民充分利用自己的经验和智慧，采用茶枯、火烧、草药"闹羊花"、水田改旱地等方式方法灭螺，并组织生产队组包干，对沟田进行检查，发现钉螺立即捕杀，做到包查包灭。余江广大群众正是充分发扬不怕苦、不怕累、迎难而上、攻坚克难的精神，凝聚全县人民的智慧和力量，万众一心、众志成城，最终实现了以低成本消灭血吸虫病的历史性成功。

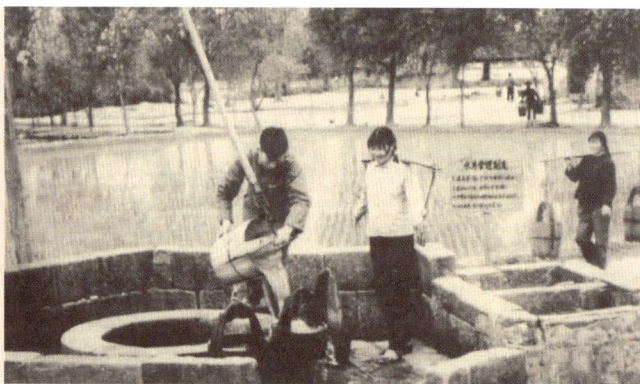

◆ 群众到新挖的水井里打水吃

结语

不忘初心树旗帜
担当奋斗勇向前

　　"不忘初心，方得始终。中国共产党人的初心和使命，就是为中国人民谋幸福，为中华民族谋复兴。这个初心和使命是激励中国共产党人不断前进的根本动力。"在百余年光辉历史进程中，中国共产党始终坚持人民至上，坚持一切为了人民、一切依靠人民，把人民的利益放在首位，与人民心心相印，与人民同甘共苦，与人民团结奋斗。一部中国共产党的历史，就是一部践行党的初心使命的历史，就是一部党与人民心连心、同呼吸、共命运的历史。

　　新中国成立后，坚守初心使命的中国共产党人团结带领人民满怀豪情投身社会主义革命和建设火热实践，积极推进人民卫生健康事业发展，毅然向千百年来未曾战胜的"瘟神"——血吸虫病——宣战，并成功在余江树起了全国第一面血防红旗，推动无数个像蓝田宋家一样的重疫村重获新生。血防红旗的树立，充分彰显了中国共产党的坚强领导、共产党人的为民情怀、血防工作人员的科学态度和人民群众的磅礴力量。中国共产党带领人民消灭血吸虫病凝铸着坚强领导、人民至上，因地制宜、科学引领，勇于创造、敢为人先，倾心竭力、团结奋进的精神品格，是中国共产党伟大革命精神在社会主义革命和建设时期的生动体现。

自血防红旗树立以来，以蓝田宋家为典型的整个余江坚持以血防红旗为引领，以其中蕴含的红色基因的传承和革命精神的弘扬为己任，积极推动余江在血防文化建设、水利建设、征兵工作、民营经济发展、宅基地制度改革等领域的工作，树立起一个个时代发展的标杆。新时代新征程，习近平总书记在党的二十大报告中向全党发出号召，要求全党同志务必不忘初心、牢记使命，务必谦虚谨慎、艰苦奋斗，务必敢于斗争、善于斗争，坚定历史自信，增强历史主动，谱写新时代中国特色社会主义更加绚丽的华章。回望光辉历史，铭记红色血脉。深入学习贯彻党的二十大精神，推进包括人民卫生健康事业在内一切事业发展，余江血防红旗的价值日益彰显。

人民至上是中国共产党的根本立场，也是中国共产党初掌全国政权就敢于向肆虐千年、华佗无奈的血吸虫病发起挑战的底气所在。在余江消灭血吸虫病的人民战争中，从"共产党交我一方印，誓为百姓造一方福"的铿锵誓言，到"你走路，你吃饭，你睡觉都要想'血防'两个字"的深情嘱咐，党的坚强领导和共产党人的为民情怀相互激荡，充分证明了中国共产党是风雨来袭时中国人民最可靠的主心骨。新时代新征程，必须弘扬余江血防"坚强领导、人民至上"的精神品质，坚持和加强党的全面领导，深刻领悟"两个确立"的决定性意义，坚决做到"两个维护"，确保全党团结成"一块坚硬的钢铁"，步调一致向前进；坚持以人民为中心的发展思想，厚植亲民爱民、心系群众的人民情怀，努力让人民生活更加幸福美满。

实事求是是我们党的思想路线的核心。余江消灭血吸虫病的人民战争，在坚持一般性科学防治血吸虫病原则基础上，结合疫情与有螺沟塘密切关联的实际，开创了"开新填旧、土埋灭螺"新路径及"刨土培塘堤、藕塘改鱼塘"新方法。新时代新征程，必须弘扬余江血防红旗"因地制宜、科学引领"的精神品质，立足中国发展实际和时代特征，坚持面向世界科技前沿、面向经济主战场、面向国家重大需求、面向人民生命健康，坚定创新自信，紧抓创新机遇，勇攀科技高峰，破解发展难题，以科技创新之光照亮中华民族伟大复兴之路。

敢于斗争、敢于胜利，是党和人民不可战胜的强大精神力量。在余江消灭血吸虫病的人民战争中，坚信"只要敢字当头、规划得当，目标一定可以达到"和"困难吓不倒勇于克服困难的人"的党员领导干部和血防工作者，团结带领笃定"只要共产党发号令，干部能想到，我们就能做到"信念的广大群众，用激情战胜困难，在全国率先消灭了血吸虫病，创造了人类医学史上的奇迹。

新时代新征程，必须弘扬余江血防红旗"勇于创造、敢为人先"的精神品质，始终保持锐意进取、敢为人先、迎难而上的奋斗姿态，敢于和善于斗争，全力战胜前进道路上的各种艰难险阻和惊涛骇浪，依靠顽强斗争打开事业发展新天地。

群众是真正的铜墙铁壁，团结奋斗是中国人民创造历史伟业的必由之路。在余江消灭血吸虫病的人民战争中，由数万名普通群众、医务、水利、农业、教育等行业人员，以及共青团和妇联工作者组成的大军，义无反顾加入疫区治病和"两管一灭"等各项血防工作中去，构筑了消灭血吸虫病的铜墙铁壁。新时代新征程，必须弘扬余江血防红旗"倾心竭力、团结奋进"的精神品质，坚定贯彻党的群众路线，充分发挥党带领人民团结奋斗的政治优势，打造"守江山"稳固"钢铁长城"，不断推进中华民族伟大复兴迈向新征程。

党的十八大以来，以习近平同志为核心的党中央坚持以人民为中心的发展思想，反复强调"不忘初心、牢记使命"，把人民健康放在优先发展的战略位置，引领卫生健康事业实现全方位进步，取得历史性成就。党的二十大报告对包括"推进健康中国建设"在内的中国式现代化建设提出了新的更高要求。新时代新征程，以2030年全国所有流行县消灭血吸虫病为标准的健康中国建设号角已经吹响，我们要坚持以习近平新时代中国特色社会主义思想为指导，务必不忘初心、牢记使命，传承包括余江血防红旗在内的红色基因，赓续红色血脉，在以中国式现代化推进中华民族伟大复兴的伟大实践中强化担当奋斗，作出红土地新的更大贡献。

后记

　　今年是中华人民共和国成立 75 周年。在中国共产党的坚强领导下，新中国第一代建设者们自力更生、艰苦奋斗，万众一心、发愤图强，用激情燃烧困难、用创造书写历史，意气风发推动中华民族走上了实现伟大复兴的壮阔道路。1955 年，在江西余江打响的一场史无前例的人民防疫战争，就是为响应党中央"一定要消灭血吸虫病"伟大号召而进行的一场苦战。历时三年，红土地上再创奇迹。1958 年，江西余江摘得全国防治血吸虫病"第一面红旗"。闻此喜讯，毛泽东夜不能寐，欣然题诗《七律二首·送瘟神》。余江血防红旗蕴含的精神特质，是中国共产党人革命精神赓续的生动体现，是伟大建党精神在江西的生动实践和传承发展，既与社会主义革命和建设时期形成的"两弹一星"精神、大庆精神、红旗渠精神、雷锋精神、焦裕禄精神等中国共产党人革命精神一脉相承，又深深烙有红土地江西的印记。血防红旗高高飘扬，跨越时空而放射光芒！

后记

　　中共江西省委宣传部和中共江西省委党史研究室高度重视本书编写工作，多次召集调度会，协调推进编撰工作。中共江西省委宣传部分管日常工作的副部长傅云、中共江西省委党史研究室主任周训国审定编写大纲和全部书稿，中共江西省委宣传部副部长龚剑飞、中共鹰潭市委组织部肖国军、中共江西省委党史研究室副主任刘津负责本书的编写及统稿工作，中共江西省委党史研究室原副主任何友良全程指导并撰写前言，中共江西省委宣传部陈燕清、中共江西省委党史研究室罗军生对书稿初稿和修改稿进行了审读修改。中共鹰潭市委党校（鹰潭红旗学院）王家茂、中共鹰潭市委党史研究室刘太印参加了相关工作。各章的具体编写人员及分工如下：潘瑀（第一章），徐新玲（第二章、结语），夏龙斌（第三章），王诗洁、陈紫怡（第四章），吴加梅（第五章）。

　　本书的编写出版得到了中共鹰潭市委党校（鹰潭红旗学院）、江西省党史综合服务中心、中共鹰潭市委党史研究室、中共鹰潭市余江区委党史研究室、中国血防纪念馆、江西教育出版社等单位的大力支持和帮助。余江区血吸虫病地方病防治站业务科原科长艾冬云对本书编写提供了很多专业意见建议。在本书的编写过程中，我们参考吸收了史学界、医学界众多研究成果，限于篇幅体例，未能一一标注，在此特作说明并致以诚挚的谢意！

　　记录研究好余江人民在全国率先消灭血吸虫病的光辉历史，

宣传阐释好余江血防红旗的精神实质和时代价值，传承弘扬好余江血防红旗和毛泽东颂扬的"送瘟神"精神，我们备感责任重大、使命光荣。我们虽尽力搜集各种史料，数易其稿，但囿于学识水平，不当之处在所难免，敬请批评指正。

编　者

2024 年 12 月